国家出版基金项目
NATIONAL PUBLICATION FOUNDATION

"十三五"国家重点图书出版规划项目

总主编　付小兵

创面治疗新技术的研发与转化应用系列丛书

第4册

光、电及磁在创面治疗中的应用

GUANG DIAN JI CI ZAI CHUANGMIAN ZHILIAO ZHONG DE YINGYONG

本册主编　程　飚　黄跃生　付小兵

郑州大学出版社

·郑州·

图书在版编目(CIP)数据

光、电及磁在创面治疗中的应用 / 程飚，黄跃生，付小兵主编．— 郑州：郑州大学出版社，2019．9

（创面治疗新技术的研发与转化应用系列丛书 / 付小兵总主编；第4册）

ISBN 978-7-5645-6680-7

Ⅰ．①光…　Ⅱ．①程…②黄…③付…　Ⅲ．①创伤外科学－物理疗法　Ⅳ．①R640.5

中国版本图书馆 CIP 数据核字(2019)第 182631 号

郑州大学出版社出版发行

郑州市大学路 40 号　　邮政编码:450052

出版人:孙保营　　发行电话:0371-66966070

全国新华书店经销

河南瑞之光印刷股份有限公司印制

开本:880 mm×1 230 mm　1/32

印张:5.75

字数:167 千字

版次:2019 年 9 月第 1 版　　印次:2019 年 9 月第 1 次印刷

书号:ISBN 978-7-5645-6680-7　　定价:80.00 元

总主编简介

(本册主编)

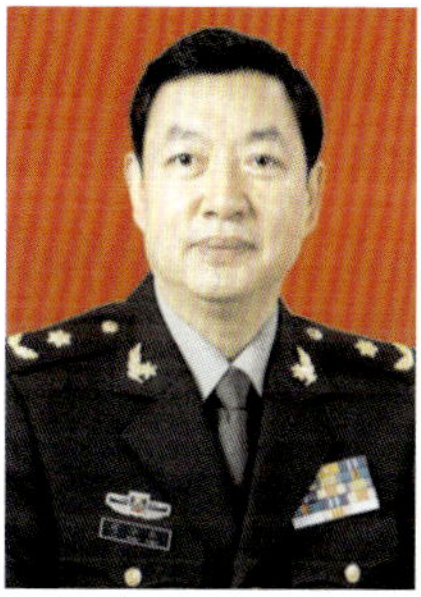

付小兵,中国工程院院士,教授、创伤外科研究员、博士研究生导师。现任中国人民解放军总医院生命科学院院长,基础医学研究所所长,全军创伤修复与组织再生重点实验室主任,北京市皮肤损伤修复与组织再生重点实验室主任等职务。任南开大学教授,北京大学、中国医科大学等国内10余所著名大学客座教授。

学术任职:国际创伤愈合联盟(WUWHS)执行委员,亚洲创伤愈合学会(AWHA)主席,国务院学位委员会学科评议组成员,国家自然科学基金评委和咨询委员,国家技术发明奖和国家科技进步奖评委,国家高技术研究发展项目("863"项目)主题专家,中国工程院医药卫生学部副主任,中国生物材料学会理事长,中华医学会理事,中华医学会组织修复与再生分会主任委员,中华医学会创伤学分会主任委员、前任主任委员和名誉主任委员,全军医学科学技术委员会常委,全军战创伤专业委员会主任委员,国际《创伤修复与再生杂志》(WRR)、《国际创伤杂志》(IWJ)、《国际下肢损伤杂志》(IJLEW)、国际《创伤治疗进展》(AWC)、《再生医学研究》(RMR)、《中国科学:生命科学》及《中华创伤杂志》(中、英文版)编委,《解放军医学杂志》总主编,《军事医学研究》(MMR)主编等。1995年国家杰出青年基金获得者,2009年当选为中国工程院院士,2018年当选为法国医学院外籍院士。

研究贡献:长期从事创(战、烧)伤及损伤后的组织修复与再生研究工作,主要包括战创伤医学、组织修复和再生医学以及生物治疗学三大领域。重点涉及火器伤与创伤弹道学、生长因子生物学、干细胞诱导分化与组织再生、严重创伤致重要内脏缺血性损伤的主动修复以及体表难愈合创面发生机制与防控等。20世纪80年代中期曾4次赴云南老山前线参加战伤调查和救治，经受了战争的考验并获得宝贵的战伤救治经验。1991年出版了国际上第一部《生长因子与创伤修复》学术专著，1998年在国际著名医学杂志《柳叶刀》（*Lancet*）首先报道了成纤维细胞生长因子对烧伤创面的多中心治疗结果，推动了我国基因工程生长因子类国家一类新药的研发与临床应用，被英国广播公司（BBC）以"把牛的激素变成了治疗烧伤药物"进行高度评价。2001年再次在《柳叶刀》上报道了表皮细胞通过去分化途径转变为表皮干细胞的重要生物学现象，为组织修复和再生提供了原创性的理论根据，被国际同行以"相关研究对细胞去分化给予了精彩的总结"和"是组织修复与再生的第4种机制"等进行充分肯定。2007年与盛志勇院士一起带领团队在国际上首先利用自体干细胞再生汗腺获得成功，为解决严重创（烧）伤患者后期的出汗难题提供了基础，被国际同行评价为"里程碑式的研究"。2008年发现并在国际上首先报道了中国人体表慢性难愈合创面流行病学变化的新特征，推动了中国慢性难愈合创面创新防控体系的建立并取得显著效果，被国际同行以"向东方看"进行高度评价，该成果获2015年度国家科技进步奖一等奖。

作为首席科学家获国家重点基础研究发展计划项目（"973"项目）、国家重点研发计划项目、国家自然科学基金创新群体项目（连续三期）、国家杰出青年科学基金（1995年度）、全军"十二五"和"十三五"战创伤重大项目等28项资助。主编《中华战创伤学》、《中华创伤医学》、《再生医学：原理与实践》、《现代创伤修复学》、英文版 *Advanced Trauma and Surgery* 和 *Cellular Dedifferentiation and Regenerative Medicine* 等专著26部，参编专著30余部，在《柳叶刀》和其他国内外杂志发表论文600余篇。特别是2012年应《科学》（*Science*）杂志社邀请，组织中国科学家在该杂志出版了一期有关《中国的再生医学》（*Regenerative Medicine in China*）的增刊，显著提升了我国再生医学在国际上的影响。获国家和军队二等奖以上成果23项，其中以第一完成人获国家科技进步奖一等奖1项、二等奖3项和省部级一等奖3项。培养博士研究生、博士后研究人员等70余人。

个人荣誉:1993年获“国务院政府特殊津贴”,被评为“首届全国百名优秀中青年医学科技之星”。1995年和2004年分别获中国人民解放军总后勤部“十大杰出青年”和“科技金星”等荣誉称号。2002年和2004年分别获“求是杰出青年奖”和中国工程院“光华工程科技奖青年奖”。2008年获“中国人民解放军杰出专业技术人才奖”。2008年被国际创伤愈合联盟授予“国际创伤修复研究终身成就奖”(Lifetime Achievement Award),为获此殊荣的唯一华人学者。2009年获“何梁何利基金科学与技术进步奖”。2011年获中欧创伤修复联盟“终身成就奖”。2012年当选为“科学中国人(2012)年度人物”,并被评为“全军优秀共产党员”。2013年获“中华创伤医学终身成就奖”和“中华烧伤医学终身成就奖”。2014年被评为“全军优秀教师”。2016年被评为全国优秀科技工作者。2012年和2018年分别被中共中央宣传部和中央军委政治工作部作为科技创新重大典型在全国宣传。荣立个人一等功1次、二等功3次和三等功1次。

主编简介

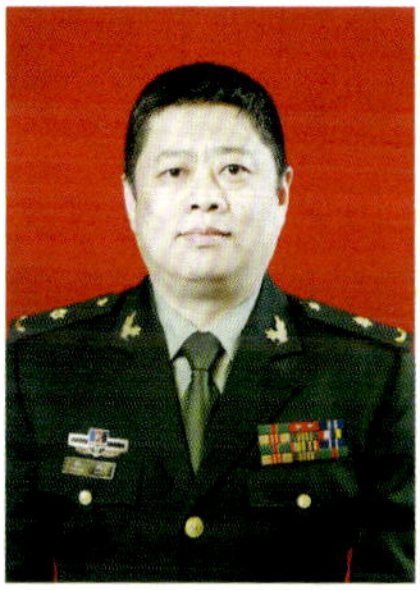

程飚，主任医师、教授、博士研究生导师。现任中国人民解放军南部战区总医院烧伤整形外科主任、全军热区损伤救治与组织修复重点实验室副主任。

学术任职：现任中华医学会组织修复与再生分会常委、中国医师协会创伤医师分会副会长、中国康复学会再生医学与康复专业委员会主任委员、全军战创伤专业委员会常务委员，以及《中华烧伤杂志》《中国修复重建外科杂志》等杂志编委。*Dermatologic Surgery*、*International J Dermatology* 等国际杂志的特约审稿人。

专业特长：长期从事整形烧伤外科临床救治与应用基础研究工作，在耳、鼻等器官再造，急性与慢性、复杂难愈性创面的综合修复等方面有丰富的经验。

学术成就：先后承担国家及省部级科学基金项目 20 余项，其中国家自然科学基金面上项目 6 项；获国家科技进步奖二等奖 1 项、军队科技进步奖二等奖 3 项；以第一或通信作者在 SCI 及国内核心期刊发表论文 100 余篇，其中 50 余篇被 PubMed 收录，获得第三届中国科协期刊百篇优秀学术论文奖；主编、副主编专著 5 部，参编《现代高新技术与创伤修复》《分子创伤学》《组织工程学》《现代烧伤病理学》《再生医学：原理与实践》《中华战创伤学》等专著 10 余部；多次被国内外学术会议特邀做学术报告；培养博士、硕士研究生近 30 人。

个人荣誉：2008 年获得中华医学会创伤学分会"组织再生与修复创新奖"，2009 年成为首期全军高层次科技创新人才工程拔尖人才，2017 年获得"王正国创伤医学奖突出贡献奖"。曾享受军队优秀专业技术人才一类与二类岗位津贴。荣立个人三等功 1 次。

主编简介

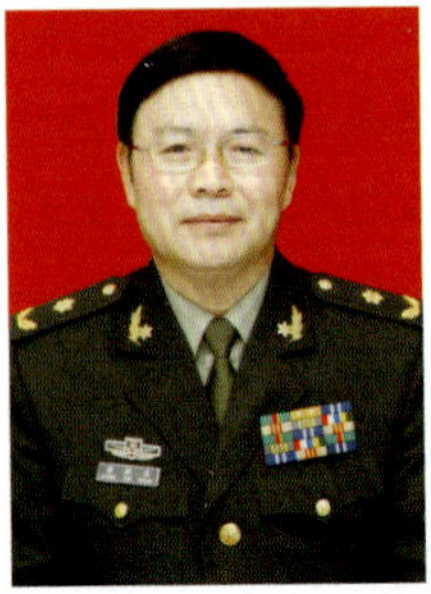

黄跃生，军队专业技术二级，主任医师，教授，博士研究生导师，国家杰出青年科学基金获得者。创伤、烧伤与复合伤国家重点实验室主任，中国人民解放军陆军军医大学西南医院全军烧伤研究所名誉所长。南方科技大学第一附属医院（深圳市人民医院）特聘专家。

学术任职：先后担任中华医学会理事，中华医学会烧伤外科分会前主任委员，《中华烧伤杂志》主编，中国老年医学烧创伤分会会长，全军烧伤专业委员会主任委员，中国医师协会烧伤科医师分会顾问，国际烧伤学会 *Burns* 杂志编委，国家自然科学基金学科评审组成员等重要学术职务。

专业特长：长期从事烧伤早期损害发生机制与临床防治研究，先后主持国家杰出青年科学基金、国家自然科学基金重点项目、国家“973”课题（3 项）、卫生部重大行业专项、教育部创新团队项目、军队“十五”至“十二五”专项课题等研究。为教育部“长江学者和创新团队发展计划”创新团队带头人、国家自然科学基金海外青年学者合作研究基金项目中方负责人。

学术成就：在国内外期刊发表论文 260 余篇，其中 SCI 期刊发表论文 70 篇，主编、参编专著 33 部。获国家科技进步奖二等奖 4 项，省部级一等奖 3 项、二等奖 5 项和“黎鳌烧伤医学基金”一等奖 1 项。

个人荣誉：带领学科团队于 2004 年获中央军委“模范军事医学烧伤科”荣誉称号。荣立个人二等功 2 次、三等功 4 次。享受国务院“政府特殊津贴”和军队专业技术一类津贴。先后被评为全国优秀科技工作者、全军杰出专业技术人才，国家有突出贡献中青年专家、全国首届医学中青年科技之星、首批新世纪百千万人才工程国家级人选，获中国科协求是杰出青年实用工程奖，第五届中国医师奖、中国人民解放军院校育才奖金奖。

创面治疗新技术的研发与转化应用系列丛书

编委会名单

总主编

付小兵　中国工程院院士、研究员、教授　中国人民解放军总医院

总主编助理

程　飚　教授、主任医师　中国人民解放军南部战区总医院

编委　（以姓氏笔画为序）

王达利　教授、主任医师　遵义医科大学附属医院
王爱萍　主任医师　中国人民解放军东部战区空军医院
王深明　教授、主任医师　中山大学附属第一医院
冉兴无　教授、主任医师　四川大学华西医院
史春梦　教授　中国人民解放军陆军军医大学
　　　　创伤、烧伤与复合伤国家重点实验室
付小兵　中国工程院院士、研究员、教授　中国人民解放军总医院
吕国忠　教授、主任医师
　　　　江南大学附属医院（无锡市第三人民医院）
朱家源　教授、主任医师　中山大学附属第一医院
刘　锐　副教授、副主任医师　黑龙江省医院
刘　暴　教授、主任医师　北京协和医院
刘　毅　教授、主任医师
　　　　中国人民解放军联勤保障部队第940医院
刘宏伟　教授、主任医师　暨南大学附属第一医院
祁少海　教授、主任医师　中山大学附属第一医院
许樟荣　教授、主任医师
　　　　中国人民解放军战略支援部队特色医学中心

阮瑞霞　副主任护师、国际造口治疗师
　　　　西安交通大学第一附属医院
李学拥　教授、主任医师
　　　　中国人民解放军空军军医大学第二附属医院
李宗瑜　教授、主任医师　哈尔滨市第五医院
李炳辉　主任医师　华中科技大学同济医学院附属梨园医院
杨彩哲　主任医师　中国人民解放军空军特色医学中心
肖丽玲　主任医师　暨南大学附属第一医院
吴　军　教授　深圳大学第一附属医院
沈余明　教授、主任医师　北京积水潭医院
陆树良　教授、主任医师　上海交通大学医学院、上海市烧伤研究所
周建大　教授、主任医师　中南大学湘雅三医院
郇京宁　教授、主任医师　上海交通大学医学院附属瑞金医院
官　浩　副教授、副主任医师
　　　　中国人民解放军空军军医大学第一附属医院
赵　珺　主任医师　上海交通大学附属第六人民医院
荣新洲　教授、主任医师　华南理工大学附属第二医院
胡大海　教授、主任医师
　　　　中国人民解放军空军军医大学第一附属医院
胡宏鸯　副主任护师　浙江大学医学院附属邵逸夫医院
姜玉峰　副主任医师
　　　　中国人民解放军战略支援部队特色医学中心
姜笃银　教授、主任医师　山东大学第二医院
贾赤宇　教授、主任医师　厦门大学附属翔安医院
徐　欣　教授、主任医师　复旦大学附属中山医院
郭光华　教授、主任医师
　　　　江西省烧伤研究所、南昌大学第一附属医院
黄晓元　教授、主任医师　中南大学湘雅医院
黄跃生　教授、主任医师
　　　　南方科技大学第一附属医院(深圳市人民医院)
曹烨民　教授、主任医师
　　　　上海中医药大学附属上海市中西医结合医院

章一新　教授、主任医师　上海交通大学附属第九人民医院
韩春茂　教授、主任医师　浙江大学医学院附属第二医院
程　飚　教授、主任医师　中国人民解放军南部战区总医院
温　冰　主任医师　北京大学第一医院
谭　谦　教授、主任医师　南京大学医学院附属鼓楼医院
魏在荣　教授、主任医师　遵义医科大学附属医院

附:分册主编名单

第 1 册　创面治疗新技术总论
付小兵　陆树良　吴　军

第 2 册　酶与生物清创技术在创面治疗中的应用
王爱萍

第 3 册　超声与水刀清创技术在创面治疗中的应用
李宗瑜　刘　锐

第 4 册　光、电及磁在创面治疗中的应用
程　飚　黄跃生　付小兵

第 5 册　生长因子/细胞因子在创面治疗中的应用
程　飚　付小兵　韩春茂

第 6 册　细胞治疗在创面修复中的应用
史春梦　王达利　周建大

第 7 册　组织工程在创面治疗中的应用
韩春茂　姜笃银　付小兵

第 8 册　氧疗在创面修复中的应用
刘宏伟　付小兵　肖丽玲

第 9 册　负压封闭引流技术在创面治疗中的应用
胡大海　郇京宁　官　浩

第 10 册　生物敷料在创面治疗中的应用
吕国忠

第 11 册　先进敷料在创面治疗中的应用
李学拥

第 12 册　传统医药在创面治疗中的应用
　　　　　姜玉峰　曹烨民　付小兵
第 13 册　创面的外科治疗
　　　　　刘　毅　黄晓元　沈余明
第 14 册　穿支皮瓣移植技术在创面修复中的应用（上、下）
　　　　　魏在荣　章一新
第 15 册　创面的内科治疗
　　　　　杨彩哲
第 16 册　糖尿病创面的内科诊治
　　　　　许樟荣　冉兴无
第 17 册　血管疾病所致创面的诊治
　　　　　徐　欣　刘　暴　赵　珺
第 18 册　静脉性溃疡的诊治
　　　　　王深明　胡宏鸯　祁少海
第 19 册　糖尿病足相关特殊诊疗技术
　　　　　温　冰　荣新洲　李炳辉
第 20 册　压力性损伤创面管理与治疗
　　　　　谭　谦
第 21 册　特殊原因创面管理与新技术应用
　　　　　郭光华　史春梦
第 22 册　特殊人群创面管理与新技术应用
　　　　　姜笃银　胡大海
第 23 册　创面的康复
　　　　　吴　军　朱家源
第 24 册　创面愈合的管理
　　　　　贾赤宇
第 25 册　创面的护理
　　　　　阮瑞霞
第 26 册　医源性创面管理与新技术应用
　　　　　程　飚　付小兵

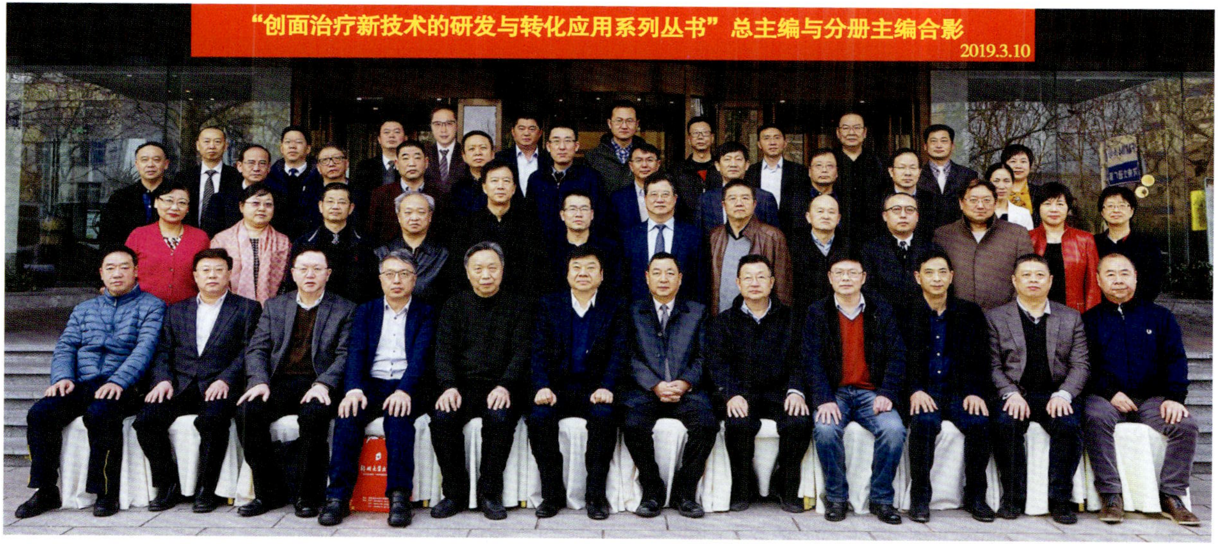

“创面治疗新技术的研发与转化应用系列丛书”总主编付小兵院士与各分册主编合影

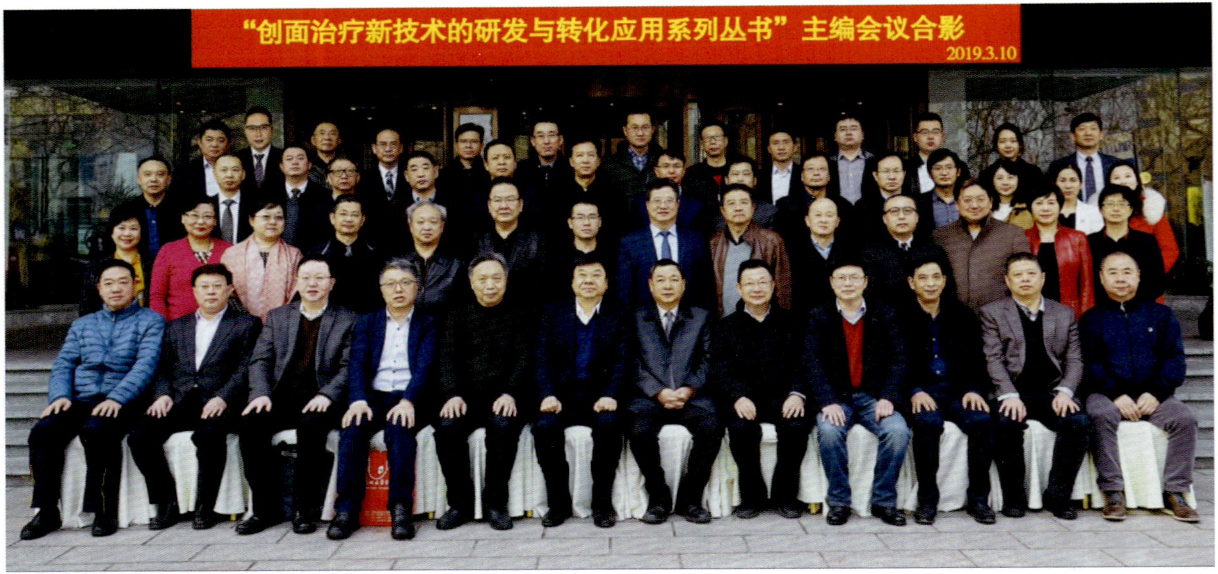

“创面治疗新技术的研发与转化应用系列丛书” 主编会议全体与会者合影

第 4 册　光、电及磁在创面治疗中的应用

作者名单

主　编

程　飚　教授、主任医师　中国人民解放军南部战区总医院

黄跃生　教授、主任医师　江南大学附属医院(无锡市第三人民医院)

付小兵　中国工程院院士,研究员、教授　中国人民解放军总医院

副主编

潘晓华　深圳市宝安区人民医院

张均辉　中国人民解放军陆军军医大学第一附属医院

翁立新　内蒙古医科大学

编　委(以姓氏笔画为序)

万　雨　王钟山　孔亚男　付小兵

许鹏程　苏永涛　张均辉　张家平

钱胜林　徐　岩　徐庆连　翁立新

唐建兵　黄跃生　程　飚　赖　文

潘晓华

内容提要

“创面治疗新技术的研发与转化应用系列丛书”第 4 册《光、电及磁在创面治疗中的应用》，分 2 个部分，较系统地介绍了有关光、电及磁在创面治疗中的应用历史、种类与作用，包括使用规范和指南、操作方法与典型病例，光、电及磁在创面治疗中的应用相关的临床研究、未来展望。其内容丰富，图文并茂，实用性强，便于阅读，可作为创伤基础研究人员和创伤外科及创面修复科等相关专业各级临床医师与初学者的参考书。

总序

创面治疗是古老的医学问题之一，同时在现代社会又有重大的治疗需求，由于社会进步、工农业生产的高速发展以及人们生活方式的改变，现在的创伤和创面治疗与以往相比都发生了很大的改变。一是种类明显增多。除传统的由交通事故、工矿事故、火灾事故以及战争与局部冲突等导致的组织损伤外，由疾病导致的组织损伤与创面也明显增多，如糖尿病与动静脉疾病导致的糖尿病足和下肢动静脉性溃疡创面等。二是发生机制更加复杂。除了创伤和创面本身，其病理生理过程还涉及原始疾病治疗以及老龄化等许多方面，受许多因素的影响，远远超过创伤和创面治疗本身。三是治疗难度加大。由于创伤和创面的发生与发展涉及许多方面，除治疗损伤组织本身外，还需要治疗原发疾病等，如糖尿病足的治疗就涉及创面本身和内分泌代谢、感染控制以及功能重建等。四是占用大量的社会资源与医疗资源。根据我们的初步研究，体表慢性难愈合创面的治疗费用、住院时间与占用的护理成本等均是普通疾病的3倍。五是人们对创伤和创面治疗结果的要求越来越高。希望修复和愈合的创面既没有溃疡发生和瘢痕形成，又达到和损伤以前一样的解剖结构与功能状态，即完美的修复和再生。因此，解决创伤，特别是体表慢性难愈合创面治疗的难题成为医学领域一个值得关注的重要问题，必须加以高度重视。

创伤，特别是创面治疗除了外科处理以外，各种治疗技术、方法、药物和材料的应用对缩短创面愈合时间、提高愈合质量和减轻医疗负担起到了重要的作用。特别是近年来，各种新的技术、方法和材料在临床上的广泛应用，对加快创面愈合速度和提高愈合质量起到了非常重要的作用。与此同时，也应当看到，在一些地方由于医护人员对这些新的治疗技术和方法的基本原理缺乏了解，加之临床使用不规范等，这些新的治疗技术和方法没有取得应有的治疗效果，部分地方对新治疗技术和方法的滥用也给创面治疗带来一些不良后果。为此，部分专家强烈建议对这些新技术和方法在临床上的应用进行规范和指导。经过与本领域著名专家较长时间的酝酿和准备，本着以科学性为基础、以实用性为手段、以提高治疗效果为目标的原则，编著出版一套“创面治疗新技术的研发与转化应用系列丛书”，供广大临床医护人员在工作中参考，并由此达到规范临床治疗行为、提高治疗技术和方法或产品的使用效率的目的。为此，本丛书的编写思路归纳起来有以下几方面。

1. 写作目的　进一步推广经过临床验证，在创面治疗中具有实际临床治疗效果的新技术、新方法和新产品；进一步规范这些新技术、新方法和新产品在临床的应用，以提高治疗效果，减少并发症，降低医疗费用等；丛书定位是一套实用性、教材性和普及性的著作，丛书中介绍的治疗技术和方法主要基于专家共识和临床经验，而并非强制性的治疗标准，故仅供临床使用时参考。

2. 编著方式　采用总主编负责下的各分册主编负责制。总主编负责丛书的总体规划、内容选择、分册主编遴选、出版，以及申请国家出版基金和重点图书出版规划项目等事项。分册主编负责该分册参编作者遴选、总体规划、写作、组稿和出版事宜。各分册本身是一部独立的专著，所有分册汇总是一套系列丛书。

3. 写作方法　本丛书基本上采用统一的写作范式（部分分册也可以根据实际情况进行调整），即包括四大部分：第一部分介绍该技术、方法或产品（不涉及具体公司、不涉及具体公司产品，仅仅是对技术、方法或产品发展的介绍）发展的历史；第二部分介绍该技术、方法或产品治疗创面的基本原理；第三部分重点介绍该技术、方法或产品治疗各种创面的实际病例，包括使用方法、典型病例治疗前后照片对比、部分文字介绍，让读者通过这些典型病例，基本了解该技术方法或产品的临床应用等；第四部分介绍该技术、方法或产品临床应用的注意事项（适应证、禁忌证及并发症防治或注意点等）。

此外，丛书还充分利用互联网和信息技术，在正文中印制了二维码，通过扫描二维码可以看到关联的幻灯片、视频、图片等原创数字资源。这些数字资源拓展了文字不易描述的内容，增加了图书的附加价值，使微观事物描述更加形象化，图书内容更加丰富，有利于读者获取更多的知识信息。

科技发展日新月异，各种新的治疗技术、方法与产品不断出现，本丛书选定的治疗技术、方法或产品不一定全面，可能存在局限性与遗漏之处。由于丛书分册比较多，主编处于不同的单位，在写作形式、内容等方面可能存在一些不一致的地方，还望读者提出批评与建议，以利于我们在今后的修订中加以改进，不断完善。

感谢各位分册主编和为本系列丛书做出贡献的各位专家；感谢郑州大学出版社社长张功员和策划编辑李振川以及出版社工作人员为此付出的辛勤劳动；感谢国家出版基金的大力支持。

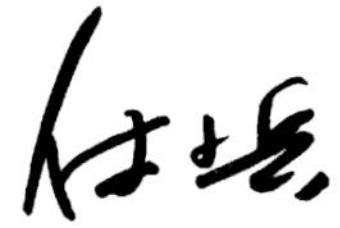

中国工程院院士
中国人民解放军总医院生命科学院院长
“创面治疗新技术的研发与转化应用系列丛书”总主编

2018 年 6 月 21 日

前言

光照疗法的原理:特定波长的单色光具有影响细胞生物学行为的能力,同时控制其损伤作用。光刺激效应主要与波长、照射剂量和照射方式有关,利用各色光子作用于机体产生不同的光化学反应,达到治疗创面的目的。

光参与创面修复中的炎症反应、肉芽组织增生和再上皮化等多个过程。在临床治疗中的运用有很长的历史,通过本书对光在急慢性创面的治疗中的作用进行总结,会对其规范化、标准化的使用产生积极的影响。

广义的电磁疗法包括直流电疗法、低频电刺激疗法、电磁场疗法、高频电场疗法、高压电位疗法等,是物理疗法的重要组成部分。本书阐述了电磁疗法治疗慢性创面的临床效应、安全性及可能的作用机制。电磁疗法具有非侵入性、无明显疼痛及不良反应等特点,在加速组织再生修复、促进创面愈合方面具有独特优势,为慢性难愈合创面的治疗提供了新的选择。

本书邀请长期从事创面治疗工作的国内相关专家,对光、电及磁在创面治疗的临床应用进行资料总结和分析。希望通过本书的介绍能让大家更清晰地了解光的作用机制和创面临床工作中的要点与注意事项。同时本书将一些图像、视频资料制作成二维码,使读者在阅读过程中,通过扫描二维码分享到精美的图片、PPT 和动画,更加直观,有利于读者获取更多的知识信息,相信一定会受到广大读者的欢迎。

在此感谢深圳普门公司为本书的编写提供了临床病例和照片。

程　飚　黄跃生　付小兵

2018 年 6 月

目录

1 光/激光在创面治疗中的应用

1.1 光/激光概述

应用人工光源或自然光源防治疾病和促进机体康复的治疗方法称为光疗法[light therapy,也称光照治疗(phototherapy),简称光疗]。公元前490年中国的《墨子》一书是世界上最早的涉及光疗理论的著作,对光疗做了详细的描述。光疗法起始于日光疗法,后来才逐渐过渡到利用人工光源治疗疾病。自从1800年赫歇尔发现了红外线(infrared ray, IR),1801年利特尔发现了紫外线(ultraviolet,UV),1960年梅曼制成了第一台红宝石激光器开始,各种人工光源层出不尽。随着人工光源的不断发展,利用光的各种作用来促进机体功能恢复,逐渐成为物理治疗学中的一个重要组成部分,并在临床中得到广泛应用。创面种类多,尤其慢性创面发病机制复杂,治疗难度大,是一种严重危害身心健康、降低生活和工作质量的慢性病,也是国际上研究的重点、热点和难点。

光照疗法的原理在于特定波长的单色光具有影响细胞生物学行为的能力,同时没有明显的损伤作用。光疗法分为可见光疗法(visible light therapy)及不可见光疗法(invisible light therapy)。前者主要包括红光疗法(red light therapy)和蓝光疗法(blue light therapy),后者则主要有红外线疗法(infrared radiation therapy)、紫外线疗法(ultraviolet radiation therapy)。激光治疗(laser therapy)采用的是一种特殊光源,能发射各种不同波长的激光(laser),包括可见光和不可见光都能发射。

一般来说,在创面治疗领域,不同种类的光在创面起着不同的作用,但波长相近的不同种类光又存在部分类似或相同的治疗功能。光疗的重要性逐渐被人们发现和利用,成为临床创面治疗的重要手段。红光目前在创面治疗中应用最广,在加速创面愈合、止痛、控制渗液方面的效果更为突出。蓝光治疗则主要对创面的各类细菌有很强的杀灭作用,能有效地控制创面感染。不可见光中的紫外线能有效杀灭细菌,同时可促进创面局部血液循环,加强组织代谢,促进肉芽组织和上皮的生长。不可见光中的红外线具备良好的减少渗液、镇痛、控制炎症、减轻肿胀、加速修复等作用。特别是近年来由于人们对抗生素过分依赖和滥用,创面感染的耐药菌株迅猛发展,光疗作为一种新兴的创面治疗技术,为预防和治疗创面感染、促进创面愈合提供了一个使用方便、安全有效的物理治疗方法。

光疗在创面修复中具有一些特点:①作用于人体的局部,全身的不良反应少;②不会引起肝肾代谢功能障碍及人体正常菌群失调;③临床适应证多,禁忌证相对少;④可为各类创面患者提供快速治疗,患者无须接受过多的检查;⑤大部分创面光治疗为无创、非接触式,患者的舒适度明显提高,治疗操作相对简单,使用风险相对较小。

20 世纪 50 年代即有红光灯疗法。红外线是 1800 年由英国的天文学家赫歇尔在一次实验中发现的,同年德国科学家哈逊在研究太阳光谱时也证实了这一发现。直到 20 世纪 60 年代才逐渐用于医学领域。

1988 年,低强度光疗首次由 Ohshiro 和 Calderhead 提出,在 20 世纪 80 年代备受关注。低强度光疗的照射功率 10^{-2} W/cm^2 或者 $10^{-2} \sim 10^2$ J/cm^2,波长 300 ~ 10 600 nm 的光称为低强度光。低强度光在照射生物组织时,不会引起组织的不可逆性损伤,同时能够产生治疗作用,因此已被广泛应用于临床,而这种应用低强度光进行治疗的方法即为低强度光疗。低强度光疗主要利用低强度光照射机体产生的光化学生物调节作用,来调整机体的免疫系统、血液系统、神经系统、组织代谢等方面,达到治疗的目的。常用光源有发光二极管(light-emitting diode,LED)光源和半导体激光。

可见光发光二极管进入商品化阶段最早要追溯到 1962 年,当时在美国通用电气公司工作的 Holonyak 博士用化合物半导体材料磷砷化镓(GaAsP)研制出第一批发光二极管。但是它们不怎么亮(化合物半导体材料磷砷化镓<0.1 lm/W,大约为白炽灯效率的1/150),而且很贵,通用电气公司当时未予重视。但这第一批发光二极管非常重要,后来 Monsanto 和 HP 公司就在此基础上改进性能并降低成本,于 1968 年生产出红色发光二极管,在大约 10 年时间内,它成为市场上的主导产品。

继 GaAsP 红色发光器件之后,新研究和开发的液相外延生长(liquid phase epitaxial growth,LPE)GaP:ZnO 红色 LED 和 GaP:N 绿色 LED 在 20 世纪 70 年代中期进入市场,其后 Craford 等研制的氢化物气相外延以磷化镓为衬底(即透明衬底技术)的 GaAs 0.35P 0.65/GaP 橙红色 LED 和 GaAs 0.15P 0.85:N/GaP 黄色 LED 面世,不久也成为商品。在 1985 年之前,LED 应用仅限于指示灯,这种应用只要求 LED 亮或不亮,显示一种状态而已。AlGaAsLED 是 1991 年由美国 HP 公司的 Craford 等和日本东芝公司研制成功的,并于 1994 年采用低压金属有机物化学气相淀积(LP-MOCVD)技术改进成功,通常采用 GaAs 作衬底。其后 Craford 等又开发了 GaP 透明衬底技术,将红色和黄色双异质构材料制成 LED,其发光效率提高到 20 lm/W,这就使 LED 的发光效率超过了白炽灯的 15 lm/W,后又提高到 40 ~ 50 lm/W,最近再加上多量子阱结构,红光达到 73.7 lm/W。而在近两年来采用截头锥体倒装结构技术,红、黄光 LED 可分别达到 102 lm/W 和 68 lm/W,外量子效率提高了 5 ~ 7 倍。用此材料制成的绿光(525 nm)LED,也达到了 18 lm/W。中国台湾的 UEC 公司最近研制成用透明胶质粘接蓝宝石晶片到外延片正面,再移除 GaAs 衬底的方法,制成了黄色 LED,发光效率达到 40 lm/W。目前已推广到红色 LED,效果也很好。

20 世纪 90 年代 LED 技术有长足进步,不仅发光效率超过了白炽灯,光强达到了烛光级,而且颜色也从红色到蓝色覆盖了整个可见光谱范围。

1916 年,爱因斯坦通过分子间相互作用的原理提出了激光的概念。激光的全称 Light Amplification by Stimulated Emission of Radiation，即 Laser，由受到刺激而发射的光放大产生的辐射。在这个理论的基础上，科学家 Maiman 于 1960 年成功研制了世界上第一台红宝石激光器，象征激光治疗应用的开始。但由于当时的激光为连续性非选择性激光，在医学治疗上有很大的局限性。尚无法精密地控制对组织的热损伤，常常会对靶组织及周围组织造成损害。不只治疗创面，往往是形成新的创面。1983 年，选择性光热作用（selective photothermolysis）原理提出，提高靶组织对光热的吸收，降低对非靶组织的影响。靶组织也称靶色基，一般常见的靶色基如黑色素、血红蛋白、水分子等，是组织中能吸收激光能量的物质。该作用可降低非靶组织的光热损伤，但需要选择一种利于靶色基吸收而周围非靶组织相对不吸收的光源。局灶性光热作用就是通过点阵光束作用于皮肤的表皮甚至真皮，皮肤在受到刺激后开启了一系列修复程序，由于点阵光斑周围组织未被破坏。因此，修复损伤过程更快，最后使皮肤重塑增生，从而达到愈合的目的。

光疗概述

1.1.1 光的物理学性质

光的波段划分为（不同文献可能会有差异）：紫色 350 ~ 455 nm；蓝靛色 455 ~ 492 nm；绿色 492 ~ 577 nm；黄色 577 ~ 597 nm；橙色 597 ~ 622 nm；红光 622 ~ 770 nm；近红外线 770 ~ 2 000 nm；远红外线 2 000 ~ 30 000 nm。

1.1.1.1 光的本质

光是物质运动的一种形式，是一种辐射能。光具有波-粒二象性，也就是说，光既是一种由电荷振动产生的电磁波(electromagnetic wave)，又是由特殊的微粒物质——光量子组成的粒子流，即光是一种以电磁波的形式运动着的光子流。光辐射的粒子称为光子或光量子，具有动能和质量，其能量大小与频率成正比，与波长成反比。即，$E=h \cdot f$ 或 $E=h \cdot c/\lambda$。E 为每个光子的能量，单位尔格(erg)；h 为普朗克常数(6.624×10^{-27} erg/s)；f 为光的振荡频率，单位赫兹(Hz)；c 为光速(3×10^{8} m/s)；λ 为光的波长，单位微米(μm)、纳米(nm)。

从上式可知：光的频率越高，波长越短，其光子的能量也越大。由于红外线、可见光线、紫外线三者的波长不同，其光子的能量不同，故对机体的作用有显著差别。如远红外线的光子能量比较小，表现得比较温和，没有穿透力，只能温热人体表皮肤；紫外线的光子能量比较大，能够杀菌。波长在0.6～1.6 μm范围内的光线能穿透皮肤与皮下软组织，最深可达10 mm，主要包含橙色光线、红色光线、近红外线，因此，有人把这个波段的光线称为光线里的黄金。

1.1.1.2 光谱

光谱(spectrum)是根据光的波长或频率大小，将各种光线依次排列起来而制作成的图表。光波由原子内部运动的电子产生，各种物质的原子内部电子的运动情况不同，所以它们发射的光波也不同。光谱是整个电磁波谱的一小部分，包括可见光和不可见光两部分，位于无线电波与X射线之间，其波长为180 μm～1 000 nm。不可见光包括红外线和紫外线，肉眼看得见的部分称为可见光。按其波长排列依次分为红外线、可见光、紫外线三部分。可见光在光谱中位于红外线与紫外线之间，波长400～760 nm，分为红、橙、黄、绿、青、蓝、紫七色光。其中红光波长最长，紫光波长最短，其他各色光的波长则依次介于其间。红外线的波长(>760 nm)最长，位于红光之外，分为长波和短波两部分；紫外线的波长(<0.4 μm)最短，位于紫光之外，分为长波、中波、短波三部分(图1.1)。

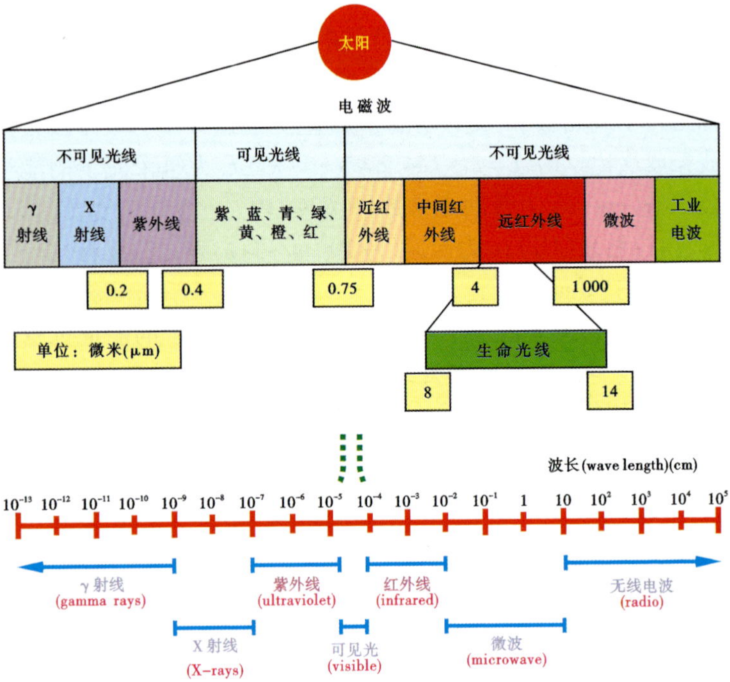

图 1.1　电磁波频谱

1.1.1.3　光的传播

(1)光的传播速度　各种光在真空中的传播速度是相同的，以 3×10^8 m/s 的速度直线传播，但在不同的介质中光的传播速度则不同。

(2)光的传播定律

1)光反射定律：光线从一种介质投射到另一种介质的表面时，一部分光线从另一种介质的表面反射回来的过程，称为光反射。光的入射线、反射线和法线位于同一平面上，入射角与反射角分别位于法线的两侧，其入射角与反射角相等。当入射角足够大时，可发生全反射。光疗仪器一般都装有反射罩，以增加光的照度。

2)光折射定律:光线从一种介质进入另一种介质时,其传播方向发生了改变,称为光折射。光线由光疏介质进入光密介质时,折射角小于入射角,光线由光密介质进入光疏介质时,折射角大于入射角,为光的折射定律。折射角的大小与波长成反比,波长愈短,折射角愈大。临床照射使用的紫外线体腔导子,就是利用了光的折射原理。

3)光照度定律:物体单位面积上所接受的光能量,与投射的距离和角度有关。①照度平方反比定律。点光源垂直照射时,物体表面接收的照度与光源强度成正比,与光源距离的平方成反比。②照度余弦定律。平行光线照射到物体表面的照度,与光线入射角的余弦成正比。当投射光源斜射时,投射光线入射角愈大,被照射面的照度愈小。在光疗中一般采用垂直照射。

1.1.2 光的生物学基础

光照射到物体上被吸收后,由生物体系内的分子吸收,各种物质对光能的吸收和蓄积必然伴随其运动形式的某种变化,从而产生各种物理与化学效应。可见光对组织的穿透能力以红光最强,其他光线随其波长缩短穿透能力依次减弱,红光大部分在真皮层被吸收,紫光基本上仅在表皮被吸收。可见光的生物学作用,既有红外线的作用,又有紫外线的作用,即温热作用和光化学作用。波长较长的可见光以温热作用为主,波长较短的可见光以光化学作用为主(图1.2)。

(1)光热效应　当物质吸收波长较长的光线(红外线及可见光的长波部分)时,由于这部分光线的光子能量较小,不能引起电子的激发,主要是使受照射物质的分子和原子的运动速度加快,因此产生热效应。

(2)光电效应　紫外线及可见光线(短波部分)照射物体时,引起物质的电性质发生变化,也就是光能量转换成电能,这类光致电变的现象称为光电效应(photoelectric effect)。产生光电效应的基本条件是,每个光子的能量必须足以使电子从电子轨道上逸出。所以，红外线照射无论照射强度多大，因其光子的能量小，均不能引起光电效应。实验证明，紫外线及可见光线短波部分照射人体、动植物、金属和某些化学物质时，均可产生光电效应。

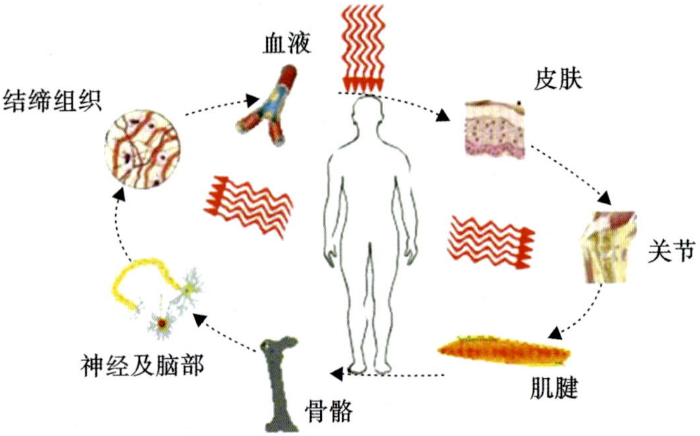

图 1.2　光疗在人体中的应用

（3）光化学效应　物质吸收光子后，如果光子能量很大，可发生下列几种情况：①原子或基团之间的化学键断裂；②激出电子（光电效应），使原子变成带正电荷的离子；③电子跃迁到能级较高的轨道，处于受激状态，使原子或分子获得附加能量。由于发生这些作用，继而产生各种化学反应。光化学反应可以有以下6种类型：同质异构化、分解、置换、化合、敏化、聚合。光化学效应是光生物学作用的重要基础和原发性反应的一个重要环节。

（4）光的照射深度　皮肤被覆体表，光照时首先作用于皮肤，因此皮肤是光作用的靶器官。皮肤各层对于不同波长的光线的吸收能力不同，被吸收得越多，穿透的就越少。总的来说，穿透深度的大小依次为：短波红外线，可见光里的红、橙、黄光（穿透真皮层达浅筋膜）>长波紫外线、可见光里的蓝紫光（可穿透表皮到达真皮）>中波紫外线（穿透到达表皮深层）>短波紫外线和长波红外线（穿透仅达表皮浅层)。光被生物组织吸收后产生系列理化改变。

(5)光生物调节作用　早在20世纪30年代,诺贝尔奖获得者Warburg就研究了可见光对一氧化碳与细胞色素氧化酶结合的影响。1982年Kertesz提出激光的生物刺激作用(biostimulation)可直接产生于辐射,而不是热效应(温度升高不超过0.1~0.5 ℃),相应的疗法,也被称为低强度激光疗法。Mamian制造第一台激光器之后,人们很快用于医学研究。在产生生物医学效应方面,激光与单色光没有显著性差异。1996年Friedmann首次提出光生物调节作用(photobiomodulation, PBM)是激光或单色光(laser irradiation or monochromatic light)对生物系统功能的刺激或抑制作用,不会引起生物系统的损伤。先后发现了介导PBM的线粒体通路、信号转导通路和活性氧通路。它可以调节细胞,甚至细菌的功能,在组织修复中发挥作用。

1.1.3 光用于创面治疗的历史

20世纪90年代,美国航空航天局(National Aeronautics and Space Administration,NASA)提出,高能窄谱LED红光治疗有助于创面愈合,首先应用于微重状态下宇航员的肌肉萎缩、难愈合创面的治疗,并取得了显著的治疗效果。这一改善创面愈合的技术可能有多种应用,如平民医疗、军事领域和长期空间飞行等方面。

有数据显示,在愈合创面中培养的增殖的成纤维细胞中DNA合成倍增,这为动物研究向人体试验的转变提供了巨大的支持。大鼠实验的原始组的数据表明,LED有一定的治疗作用。与对照组相比,接受LED治疗的大鼠创面愈合显著加快。此外,这种愈合速率与每日持续2.4绝对大气压(atmosphere absolute,ATA)90 min高压氧治疗(hyperbaric oxygen therapy,HBOT)所产生的速率相当。目前针对问题创面的护理标准允许在诸如糖尿病溃疡、移植失败、放射性坏死和其他缺血性创面的情况下辅助高压氧治疗。然而,并非所有患者均能进入高压氧治疗中心,许多因素可能使患者难以进行高压氧治疗。因此,光照治疗在创面方面有应用前景,它为难愈创面的辅助治疗模式提供了一手证据。与对照组相比，LED 和 HBOT 联合治疗确实加快了创面愈合，但是在这个初始研究组中，它并没有显示出对创面愈合产生协同作用。目前正在进一步研究具有更多大鼠的群组，并添加 880 nm 的 LED 光与 680 nm 和 730 nm 的 LED 组合，可能提供协同作用。LED 和 HBOT 在人体试验中的效果也在研究之中。

预计后续试验将验证 LED 疗法对创面愈合的功效。LED 能够被制造出各种波长，其低功耗和各种能量参数的设计，以及组成阵列的能力使其成为辅助治疗的理想选择。它在军事和太空环境中有独特的应用，其中愈合速度、耐久性、易操作性和便携性是必不可少的因素。LED 可以使特殊环境下受到损伤的创面愈合。

红外线是国外著名科学家赫歇尔在一次科学实验中发现的。他发现在太阳的可见光线以外存在着一种神奇的光线，人的肉眼无法看见这种光线，但它的物理特性与可见光线极为相似，有着明显的热辐射。由于它位于可见光中红光的外侧，故而称之为红外线。红外线具有强热作用的放射线，波长范围是 0.75～1 000 μm。远红外线（far-infrared radiation，FIR）的波长较长，范围在 3～1 000 μm，波长不同，穿透能力也不同。医学上应用远红外线的波长范围介于 4～400 μm，可以穿透 3～5 mm 的组织，但不会对人体造成伤害。远红外线疗法作为物理疗法中的一种，通过远红外线辐射使血管内部分子产生共振，产生热量，加快血液循环，进而促使血管通畅，有助于组织修复。

激光是 20 世纪 60 年代初期兴起的一门新技术，是 20 世纪重要的 4 项科学成果（原子能、半导体、计算机、激光）之一。其发展迅速，目前在临床上应用非常广泛，几乎用于每一临床学科。20 世纪 70 年代，苏联研究者在皮肤创伤愈合过程中使用激光进行生物刺激，结果表明，弱激光对创面愈合具有生物刺激作用。这证实低功率激光器治疗皮肤创面可加速创面修复。随后有报道显示，低功率密度的氦氖（He-Ne）激光器刺激家兔移植皮肤的愈合，促进大鼠烧伤皮肤的再生，且可加速小鼠舌黏膜修复。激光最早称为莱塞，是光波受激辐射而产生的光。涉及激光的研究已经证实光确实有助于创面愈合,但目前光疗的应用局限于使用低功率激光。由于激光设计的光物理学和工程学的限制,可达到的波长范围是有限的。加之激光所特有的相干光束,其对大面积创面治疗的能力受限。美国国家航空航天局开发的 LED 为光疗提供了一种替代来源,可以设计成产生多种波长并形成不同形状的阵列,因此可以使光线覆盖大的或 3D 表面。在案例研究中,LED 被设计成在先前研究中已证实的激光波长光源,可加速创面愈合。LED 被制造成方盒式阵列,以向受试大鼠提供均匀的能量密度。

有关激光在创面治疗研究的早期文献报道,633 nm 的氦氖激光对于创面愈合是最佳的(Basford,1986 年)。后来观察体外皮肤成纤维细胞刺激的研究表明,与未处理的培养物相比,以每 24 h 一次连续使用 660 nm 和 780 nm 激光照射使胶原产量增加 4 倍(Lubart,1992 年、1997 年;Yu,1997 年)。Beauvoit(1994 年、1995 年)证明,由于细胞色素 aa3、细胞色素 C 氧化酶(cytochrome C oxidase,CCO)和其他线粒体生色团,在 780 nm 波长照射时,线粒体提供了 50% 的组织吸收系数和 100% 的光散射。成纤维细胞在 660 nm 光波长处以2.16 J/cm^2剂量照射时,增加成纤维细胞生长因子合成和促进成纤维细胞增殖(Yu,1997 年)。对同时发生的 DNA 合成测量证实了这一点(Mester,1973 年;Abergel,1984 年)。Karu(1989 年)研究表明,680 nm 光波长照射可增加 DNA 合成,在 750 nm 光波长照射时蛋白质合成增加,在 890 nm 光波长照射时细胞增殖增加,效果超过其他近红外线波长 10 倍,仅需要 1 J/cm^2。通过掺入放射性氨基酸测量的 693 nm 激光可刺激胶原合成已被证实。最近,Nornan Salansky 博士指出,生长因子的产生和胶原蛋白的合成可能在 660 ~ 680 nm 波长处得到改善,并且在 880 nm 波长处产生对新的小血管生长的刺激。这些研究一直受激光器技术的限制,但是 LED 提供了功率及更长波长分布面积的改进。

许多其他人体研究表明,低能量激光系统促进组织愈合(Lyons,1987 年;Kana,1981 年;Mester,1982 年;Kovacs,1982 年;

Abergel, 1987 年; Cummings, 1985 年; Hunter, 1984 年; Karu, 1989 年; Braverman, 1989 年; Kovas, 1974 年; Hainì, 1982 年; Mester, 1985 年; Kahn, 1984 年; Chlebarov, 1988 年; Sugue, 1990 年)。其他研究已经证明了使用激光系统治疗人体的不同效果。利用 LED 技术可以改善系统的光源的波长和波形、功率、输出、三维能量密度,以及受到激光技术限制的个性化治疗和治疗时间的持续性(Hunter, 1984 年; Surinchak, 1983 年; Basford, 1986 年; Brunner, 1986 年; Lundeberg, 1991 年; Santoianni, 1984 年; Gogia, 1992 年; Kana, 1982 年; van Breugel, 1992 年; Braverman, 1989 年; Mester, 1985 年; Kroetlinger, 1980 年; Longo, 1987 年)。有学者对 9 名患者(12 条腿溃疡)采用 660 nm 和 880 nm 两种波长的光源组合进行治疗,每种具有 6 mW 的功率和 4 J/cm^2的能量密度,在低能量光治疗的前 4 周内,安慰剂组与光治疗组比较差异为 16.3 mm^2/W,但维持原始治愈率需要另一种治疗方式来协助。

皮肤的光疗与创面愈合

1.2 光疗的种类

1.2.1 红外线疗法

在光谱中,应用波长在 760 ~ 400 000 nm 的红外线治疗疾病的方法称为红外线疗法。红外线以热辐射形式作用于人体,受热后局部循环改善,水肿吸收,疼痛减轻,组织修复,临床上常用来治疗软组织损伤、劳损、骨性关节炎等。其作用机制是热效应,因此有热射线之称。

1.2.2 可见光疗法

在光谱中，应用波长在400～760 nm的可见光治疗疾病的方法为可见光疗法。可见光中，红光用于中枢神经兴奋，蓝光、绿光用于镇静，蓝紫光对新生儿胆红素脑病有疗效。其作用机制是热效应和光化学效应。

1.2.3 紫外线疗法

在光谱中，应用波长在180～400 nm的紫外线治疗疾病的方法称为紫外线疗法。紫外线作用于人体，引起一系列化学反应，有消炎、止痛、抗佝偻病的作用。常用于治疗皮肤化脓性炎症、银屑病、玫瑰糠疹等皮肤病，以及各种疼痛性疾病和软骨病等。其作用机制主要是光化学效应，因此又有光化学射线之称。

1.2.4 激光疗法

受激辐射光称为激光。以各种形式的激光治疗某些疾病的方法，称为激光疗法。激光的主要特征有高方向性、高亮度、单色性好、相干性好等。激光的生物学效应有热效应、压力效应、光化学效应、电磁效应等。激光的治疗作用依其能量的大小而不同，低能量的激光主要有抗炎和促进上皮生长的作用，高能量激光由其对组织的破坏作用，可用于切割烧灼或焊接组织，因此又有光针之称。

单色的光照疗法能促进多种细胞的分裂与增殖能力，包括成纤维细胞、角质形成细胞、成骨细胞、淋巴细胞、间质干细胞、主动脉平滑肌细胞、动脉和静脉的内皮细胞。光照疗法还可促进成纤维细胞合成和分泌胶原纤维Ⅰ和胶原纤维Ⅲ，胶原纤维是创面瘢痕形成的骨架，有助于瘢痕形成。同时，在溃疡局部照射这种近红外线可改善局部的血液循环，提高局部组织的含氧浓度，促进炎症水肿的吸收消散，减轻疼痛，同时还能提高机体的免疫力及代谢水平，改善机体的营养状况；能刺激巨噬细胞的吞噬作用和肉芽组织的新生，从而加快创伤皮肤的愈合。

红外线治疗　　可见光治疗　　紫外线治疗　　激光对创面愈合的作用

1.3　光在创面治疗中的作用

1.3.1　红光在创面治疗中的作用

1.3.1.1　红光创面疗法简介

红光是波长为 600 ~ 700 nm 的可见光。红光疗法是指利用其光化学原理进行创面治疗。红光治疗是物理治疗方法之一,已广泛应用于临床外科、妇科、内科、耳鼻咽喉头颈外科、皮肤科等疾病的治疗。在创面治疗领域起初用于烧伤创面、创伤创面的消肿、促愈合治疗,随着红光的临床研究越来越多,应用领域几乎覆盖了所有外科创面,也应用于内科的炎症和疼痛的治疗。研究表明红光在创面治疗中存在诸多优势,对急慢性创面及炎症和疼痛均具有显著的治疗效果,而且安全性高、不良反应少、治疗方便,患者容易接受。

1.3.1.2　作用机制

超过一定光功率密度阈值($40\ mW/cm^2$)的红光照射后,利用红光的光化效应、光刺激效应、光压强效应、光电磁效应、光热效应等一系列综合效应引发细胞酶促反应,同时极大地提高组织细胞的有氧呼吸作用,从而快速修复受损细胞及组织,促进体表、体内创面的愈合。

在人体组织结构中,有三大光受体分子:细胞色素 C 氧化酶、血红蛋白、肌红蛋白。细胞色素 C 氧化酶是线粒体内呼吸链电子传递的终末复合物、线粒体代谢能力的关键调节物质，是三大光受体分子中唯一参与能量产生和代谢的受体分子。细胞色素C氧化酶被看作红光治疗创面的光受体，红光对线粒体的作用机制主要是通过光化学效应实现的。

（1）加快细胞分裂　①红光作用于细胞线粒体中的细胞色素C氧化酶使腺苷三磷酸（adenosine triphosphate，ATP）生成增多，为机体提供能量，促进核糖核酸（ribonucleic acid，RNA）、脱氧核糖核酸（deoxyribonucleic acid，DNA）、蛋白合成；②红光改变细胞膜内外的静电势，使得细胞膜内外的物质交换能力加强，改善细胞的代谢；③红光促进生长因子如成纤维细胞生长因子（fibroblast growth factor，FGF）、转化生长因子（transforming growth factor，TGF）、血小板衍生生长因子（platelet-derived growth factor，PDGF；也称血小板源生长因子）等的产生。

（2）增加细胞的呼吸作用　创面因手术及创伤刺激，一氧化氮生成增多。而特定波长的大功率红光照射可以使一氧化氮与氧化酶分离，从而增加氧与氧化酶的结合，而且红光可使血红蛋白功能增强，提高红细胞的携氧能力，促进了细胞的新陈代谢。红光能增加白细胞的吞噬作用，提高机体免疫功能，促进细胞的新陈代谢。

（3）改善血液循环　红光使红细胞表面类脂层脱落，膜电位恢复，红细胞内糖酵解过程增强，ATP产生增多，红细胞功能增强；红光增加组织毛细血管密度，使血管管径增大，血流速度加快，血管通透性改善，从而改善血液循环。

（4）增强机体抗氧化能力　红光作用于创面细胞线粒体中的过氧化氢酶、超氧化物歧化酶，清除氧自由基，增强机体的抗氧化能力。

（5）增强机体免疫功能　红光通过淋巴细胞再循环而活化全身免疫系统，增加巨噬细胞和白细胞的吞噬作用，提高机体免疫功能。红光对体外培养的金黄色葡萄球菌不具备杀灭作用，但对寄生在人体体表的金黄色葡萄球菌有较强的杀灭作用，可见红光具有提高机体免疫力的功能。

（6）降低神经系统敏感性　刺激乙酰胆碱的释放，降低炎症区域5-羟色胺含量，消除疼痛。且有助于渗液吸收，消炎镇痛。减少瘢痕形成，促进功能恢复。

红光在治疗原理上完全不同于传统热效应设备如红外线、微波、射频、频谱等，红光治疗主要是利用冷光源产生的光化学效应与人体细胞的线粒体相互作用产生高效率的光化学反应酶促反应，促进细胞新陈代谢及组织修复，缓解炎症及疼痛，具有能量低、对组织损伤少等独特优势。

1.3.1.3 治疗作用

红光照射对创面无刺激，对组织穿透力强。红光被创面细胞线粒体细胞色素 C 氧化酶强烈吸收，产生酶促反应，并使线粒体内的过氧化氢酶(catalase，CAT)、超氧化物歧化酶(superoxide dismutase，SOD)等多种酶的活性得到激发，细胞的糖原含量增加，ATP 合成及分解增加，生长因子合成增多，蛋白合成增加，血液循环改善，组织供氧能力提升，创面愈合加快。

(1)减少创面渗液　红光照射后，血管内皮细胞增生，形成新的毛细血管，毛细血管通透性降低，毛细血管流体静压降低，血流速度增加，血管外胶体渗透压降低，管外液体回流加速，这些综合因素减少了血管内液体渗出，促进渗出液体的回收。

(2)促进创面和溃疡愈合　红光通过增加细胞色素 C 氧化酶的活性而增加 ATP 合成，加快 RNA、DNA 及蛋白质的合成，提高生长因子的表达，刺激成纤维细胞增生及血管内皮细胞增生，新生毛细血管增多，促进肉芽组织生长，从而促进创面愈合。

(3)消炎、止痛　红光治疗对创面的急性、亚急性和慢性炎症及其引发的疼痛均有疗效。红光能减少创面脂肪液化，提高白细胞的吞噬作用，增强机体的免疫功能。创面5-羟色胺(5-hydroxytryptamine，5-HT)等炎症介质含量高，使机体产生疼痛，红光照射创面可改善局部血液循环，加快细胞新陈代谢，降低炎症部位的5-HT 含量，从而达到镇痛效果。

(4)其他治疗作用　①促进骨愈合：红光促进血管内皮细胞的生长，促进毛细血管的成熟，加快骨循环(bone circulation)功能的完善,加速成骨细胞、骨细胞增殖,加快骨痂形成与骨的改建和重塑。②促进神经元功能修复:红光可以提高神经生长因子的表达水平,有利于损伤的末梢神经轴突生长,使神经髓鞘形成加快,加速受损神经再生。

红光在创面治疗中的应用

1.3.2 蓝光在创面治疗中的作用

1.3.2.1 蓝光创面疗法简介

蓝光在临床中治疗新生儿黄疸及痤疮已经有多年历史,但未有全身及皮肤明显不良反应的报道。基础及临床研究结果表明,蓝光具有促进创面愈合的作用及较广泛的杀菌作用,对烧伤后期残余创面有理论上的治疗作用。必须要注意的是,在使用中要用眼罩保护好患者眼睛,避免视网膜损伤,因有研究显示,蓝光直接照射眼睛可造成视网膜色素上皮(retinal pigment epithelial,RPE)细胞损伤,并发现光照后产生的氧自由基是损伤 RPE 的主要原因。

1.3.2.2 作用机制

创面感染细菌后,通过酰化同丝氨酸内酯分子进行信息交流,导致同类细菌聚集。之后该分子局部的浓度不断升高,使细菌体内的某些基因被激活,分泌多种蛋白及多糖成分,从而形成完整的生物膜。这种生物膜可阻止抗生素接触包裹于被膜内的细菌,削弱抗生素对于膜内部菌群的杀伤效应;被膜深层细菌生长缓慢,但却产生了耐抗生素性增强的应激反应;大量黏性基质形成了一个物理屏障,使吞噬细胞和杀伤细胞及其所分泌的酶不能对细菌产生攻击;黏性基质和细菌释放出的抗原物质刺激大量特异性抗体产生，引起宿主严重的免疫损害。而蓝光能够穿透细菌生物膜发挥杀菌作用，减少抗生素的使用及耐药菌的产生，避免药物的不良反应及免疫损害。

1.3.2.3 治疗作用

蓝光治疗能杀灭创面细菌，预防及控制创面感染，间接促进创面愈合。①采用蓝光对不同种类细菌的杀灭效果进行对比研究，发现蓝光对包括耐甲氧西林金黄色葡萄球菌（methicillin resistant Staphylococcus aureus，MRSA）的多种细菌均有杀灭作用，但不同照射剂量产生的效果不一样。②蓝光对常见的革兰氏阳性菌和革兰氏阴性菌均有杀灭作用，包括肠道兼性厌氧的沙门菌、志贺菌、大肠杆菌和李斯特菌等。蓝光照射时间越长，杀菌效果越好。③蓝光能杀灭97%以上的胃窦部幽门螺杆菌、95%以上的胃体部幽门螺杆菌及86%以上的胃底部幽门螺杆菌。④通过大鼠皮肤剔除后形成的创面进行连续7 d照射，证实蓝光治疗可显著缩小创面，其机制为影响创面角蛋白信使核糖核酸（messenger ribonucleic acid，mRNA）的表达，促进上皮化增强。⑤对烧伤后感染创面有较明显的治疗作用。

蓝光的抗菌作用：蓝光是波长在435～480 nm的可见光，经研究发现，蓝光可以杀灭体外培养的痤疮丙酸杆菌，因此已经被广泛地应用于痤疮的治疗，取得了显著的疗效；也有将蓝光用于大鼠手术后创面的研究，证实了蓝光可促进创面上皮化，促进皮肤创面愈合的作用；还有将蓝光应用于MRSA感染的难治性创面的治疗，结果显示创面在未应用抗生素的情况下均完全愈合，且愈合时间比未进行蓝光照射治疗的正常对照组短。由上推断，蓝光有促进创面愈合及抗MRSA的作用，结合烧伤后期残余创面的特点，将蓝光用于烧伤后期残余创面的治疗，有理论上的积极作用，但相应的研究尚未见报道，处于一个相对空白的阶段。在相关理论及研究成果的基础上，将蓝光作为一种独立的治疗方式，采用同体对照的方法，通过比较创面回缩率及创面分泌物细菌培养阳性率，观察蓝光对烧伤后期残余创面的治疗效果，以验证460 nm蓝光治疗烧伤后期残余创面的有效性及可行性。

蓝光波长靠近紫外线,其生物学作用以光化学作用为主,在临床上广泛应用于痤疮及新生儿黄疸的治疗,其疗效及安全性得到了充分的验证。蓝光杀菌作用的基础研究及临床应用研究在国外已经有相当多的报道。蓝光在临床上的抗感染治疗,最初用于痤疮治疗,蓝光照射后,痤疮丙酸杆菌的代谢产物卟啉遇到蓝光后产生单态氧,痤疮丙酸杆菌是厌氧菌,单态氧会杀死大量的痤疮丙酸杆菌,起到杀菌的作用。蓝光对其他细菌的杀灭作用也可能和这个机制有关。

国内外学者的研究显示,细菌生物膜在难愈合创面的形成中起到一定作用,是创面难愈或不愈的一个新机制。近年来,将光生物调节作为新的抗菌策略被提出,尤其蓝光的杀菌作用受到人们的广泛关注。与抗菌药物相比,蓝光杀菌具有以下优点:蓝光是一种光,其光子不会在体内残留;在不添加额外的外源性光敏剂的条件下就可以杀灭细菌;可以杀灭或减少生物膜内的细菌。光束能够局限在细菌感染的区域,不会影响其他的非感染部位;光照强度可以被精确地调控,相对于抗菌药物而言其安全性更高。到目前为止,尚无文献报道细菌对其产生了耐受性;万睿等应用蓝光照射 11 例 MRSA 感染的难治性创面,波长 465 nm,输出功率 25 mW,距离 30 cm,照射时间 20 min,照射时创面暴露,2 次/d,所有患者均未使用抗生素,结果显示 11 例患者创面均完全愈合,时间最短者 40 d。Dai 等用 415 nm 波长的蓝光照射铜绿假单胞菌,约 7.64×10^8 菌落形成单位(colony-forming units,CFU)/ml 的细菌被杀灭,感染铜绿假单胞菌的烧伤小鼠经 55.8 J/cm^2 光剂量的蓝光照射后,存活率从 18.2% 提高到 100.0%。

王川等用 450~470 nm 蓝光(光源距离标本 10 cm,辐射度为 60 mW/cm^2)照射浮游状态铜绿假单胞菌,能量密度分别为 1、2、4、8、12和 16 J/cm^2,结果提示 2 J/cm^2 及以上能量密度组蓝光照射后,细菌数目明显减少,杀菌率明显提高,并呈剂量-效应关系;应用 16 J/cm^2 能量密度照射后生物膜内铜绿假单胞菌死亡数较空白对照组明显增加且生物膜结构变松散。程佑爽等应用 450~470 nm 蓝光(光源距离标本 10 cm,光辐射度为 60 mW/cm^2),采用 12、60、

120、240 J/cm^{2}的能量密度体外照射细菌并与对照组比较，结果显示60 J/cm^2 及以上剂量组蓝光照射具有明显杀菌效果，呈剂量-效应关系，至240 J/cm^{2}照射能量时其杀菌率已达97.1%。该项实验的创面分泌物培养显示，460 nm 蓝光治疗组的总体创面分泌物细菌培养阳性率高于对照组，减少了创面细菌定植，对烧伤后期残余创面的愈合有积极的治疗作用。

综上所述，蓝光可引起耐甲氧西林金黄色葡萄球菌、铜绿假单胞菌及其他细菌 DNA 光损伤。特别是近年来的研究，发现蓝光照射对鲍曼不动杆菌的杀菌能力，且随着照射能量的不断增加，杀菌效果递增，对正常组织细胞却几乎没有毒性，较抗生素更加安全。有报道称细菌在蓝光照射后生成内源性的光敏剂卟啉，卟啉被蓝光激活转换成的毒性单态氧，迅速杀死细菌。也有相关报道称细菌细胞膜上存在光受体，蓝光照射后通过光受体吸收后，再通过细胞内一系列调节机制影响了细菌的活性。蓝光杀灭细菌的具体机制还有待进一步研究。

蓝光照射创面后，可有效杀灭铜绿假单胞菌、MRSA、金黄色葡萄球菌、表皮葡萄球菌、肠道杆菌、化脓性链球菌、粪肠球菌、痤疮丙酸杆菌等常见创面感染细菌，控制创面感染，加快创面愈合速度。蓝光对创面耐药菌和非耐药菌均具有杀灭作用，而且细菌不会对蓝光治疗产生耐受性。蓝光治疗创面感染是一种快速和有效的物理治疗方法，具有广阔的应用前景。

近年来，人们发现蓝光除了有较广泛的抗菌作用外，还有调控免疫，加速上皮化，促进创面愈合的作用。李凤敏等在实验中用波长为380～460 nm、输出功率40 mW 的蓝紫光照射烧伤及创伤大鼠模型，术后第1天开始照射，每天1次，连续12 d，照射距离8 cm，每次10 min，实验显示该波段的蓝紫光可显著提高大鼠烧伤创面皮肤组织内羟脯氨酸含量，加强愈合创面的抗拉强度，以此促进肉芽组织生长及创面愈合。李凤敏等在另一个实验中，用同样的光照方法，每次照射剂量0.72 J/ cm^2，研究证实蓝紫光照射可通过提高大鼠腹腔吞噬细胞的吞噬能力，调节 B 淋巴细胞功能和肿瘤坏死因子

(tumor necrosis factor,TNF)水平来提高机体免疫力,对创面愈合产生积极的促进作用。Adamskaya 等用波长 470 nm 的蓝光 50 mW/cm^2、10 min/(次·天),连续5 d 照射大鼠创面,于手术后第7天蓝光照射组创面大小显著缩小,发现其可促进创面愈合,同时,蓝光可使角蛋白 10(keratin-10)mRNA 水平升高,而细胞角蛋白 10(cytokeratin,CK10)的过度表达往往会导致上皮的分化和角化,提示创面的缩小可能与蓝光促进上皮化相关。实验结果显示,460 nm 蓝光照射治疗可促进烧伤后期残余创面的愈合,在各个时相点的创面回缩率均优于对照组,同时,可降低创面分泌物细菌培养阳性率,通过清除减少创面细菌的方式间接促进创面的愈合。

蓝光在创面治疗中的应用

1.3.3 其他可见光在创面治疗中的作用

1.3.3.1 其他可见光创面疗法简介

其他可见光创面疗法是指除了使用红、蓝光之外的其他可见光疗法,也有黄光和绿光疗法,但在临床应用的报道相对较少,且集中于浅表创面治疗,尤其是皮肤创面治疗。

临床最常用的黄色光源为 570 ~ 590 nm。持续照射黄光可以改变细胞线粒体膜结构,促进腺苷二磷酸(adenosine diphosphate,ADP)向腺苷三磷酸(ATP)转换,从而增厚重组的真皮结构,减少细胞黑素形成,抑制黑素沉积。此外,黄光照射可刺激淋巴和神经系统的代谢,提高肌肉和皮肤的免疫力,产生抗炎作用。Lan 等应用紫外线 A 照射人成纤维细胞的体外模型,在 590 nm 黄光照射后分别对成纤维细胞活性、基质金属蛋白酶-1（matrix metalloproteinase-1，MMP-1）、过氧化物酶体增殖活化受体 γ 共激活因子 1α 等进行测定，结果表明，黄光照射后可促进成纤维细胞产生过氧化物酶体增殖活化受体 γ 共激活因子 1α，其可上调具有抗氧化作用的过氧化氢酶，进而抑制由于紫外线照射而产生的 MMP-1，达到保护皮肤的作用。Kim 等利用人成纤维细胞和无毛小鼠分别构建了体内和体外（595±2）nm 的照光模型，发现在经过黄光照射之后，其细胞内的前 I 型胶原产生增多，皮肤组织中的 MMP 下降，且该变化可以持续 21 d。由此推测，低剂量黄光照射在皮肤方面有潜在的治疗作用。

临床上利用 550 nm 绿光时主要是其抗炎和促进修复作用，应用于深度烧伤的辅助治疗，然而绿光对于烧伤皮损治疗的具体机制尚未明确，有学者提出绿光可能有一定的镇痛效果，因此，对烧伤可有一定的辅助治疗功效。Catao 等通过建立小鼠烧伤模型，利用 550 nm 波长的发光二极管绿光照射皮损，结果发现，绿光照射的小鼠烧伤皮损处的炎症细胞数量较对照组显著减少，表明绿光具有抗炎作用。Osiecka 等为 11 例慢性硬化萎缩性苔藓患者进行 3 个疗程的绿光光动力治疗，治疗结束后发现，患者皮损减轻，瘙痒消退，治疗中疼痛较轻可以耐受。研究表明，绿光光动力相对于红光光动力，可更好地减轻疼痛。

1.3.3.2 作用机制及治疗作用

LED 红、黄光具有纯度高、能量强、光功率密度均匀的特点。生物组织吸收光能后转变成热能和化学能，从而导致体内产生一系列的连锁化学反应。LED 红光（630 nm）具有很强的穿透力，照射后使线粒体产生高效的光生物作用，产生足够能量，能显著抑制皮肤内末梢神经冲动，具有较好的止痒作用，增强白细胞的吞噬功能，促进各种炎性介质清除，加速局部渗出物的吸收，具有非常好的消炎、消肿、促进创面愈合的作用。LED 黄光（590 nm）连续照射可使皮肤细胞线粒体膜结构发生改变，促进 ADP 转变成 ATP，并分泌刺激因子，促进细胞新陈代谢，刺激成纤维细胞增殖，从而增厚和重组真皮结构，减少皮肤黑色素形成；黄光照射后还能够刺激真皮胶原的生成,减少皮脂的分泌;黄光照射可刺激淋巴和神经系统的代谢,提高肌肉和皮肤的免疫力,产生抗炎作用。LED 红、黄光联合治疗面部皮炎,具有较好的协同互补作用,能在短期内迅速控制症状,缓解红斑、瘙痒,迅速控制炎症,加速受损细胞修复,促进创伤愈合。

1.3.4 红外线在创面治疗中的作用

1.3.4.1 红外线创面疗法简介

1800 年,英国科学家 Herschel 将温度计移动到色谱红色末端之外的区域时,温度计上的读数达到最高。说明可见光区域红色末端之外应该有其他产生热辐射区域。由于这种射线存在的区域在红光区末端以外,故而被称为红外线。自红外线被发现以来的 200 多年,人们不断地对其进行研究及探索,在工业制造、遥感测距及军事领域等得到广泛应用。20 世纪 20 年代,红外线最初作为热疗的一种方式,开始走入医学领域。经过多年研究和临床应用,人们发现远红外线临床疗效较好。远红外线具有扩张微细血管、增加组织血流量、增强代谢修复、调节机体失衡等多种生物学作用。现已广泛被临床各科室尤其是烧伤外科采用以治疗创面。

红外线属不可见光,波长 760 ~ 400 000 nm,因其在光谱上位于红光之外,故称红外线。在光谱中红外线波长最长,因而红外线光量子的能量低,辐射人体组织后主要产生热作用,故又有热射线之称。所有高于绝对零度(-273 ℃)的物质都可辐射红外线,医用红外线可分为近红外线(短波红外线,波长为 760 ~ 1 500 nm)与远红外线(长波红外线,波长为 1 500 ~ 150 000 nm)。红外线是不可见光,应用红外线防治疾病和促进机体康复的治疗方法称为红外线疗法。

红外线的热作用通过神经体液的应答反应,消除了炎症的病理过程,原来遭到破坏的生理平衡状态得以恢复,提高了局部和全身的抗病能力,激活了免疫细胞功能,加强白细胞和网状内皮细胞的吞噬功能,达到抑菌控制炎症的目的。红外线的热效应使皮肤温度增高,交感神经反应减低,舒血管活性物质释放,血管扩张,血液循环改善,组织营养增强,活跃了组织代谢,提高了细胞供氧量,改善了创面供血供氧状态,加强了细胞的再生能力,控制了炎症的发展并使其局限化,加速了创面的修复。红外线的热效应,改善了微循环,建立侧支循环,增强了细胞膜的稳定性,调节了离子的浓度,改善渗透压,促进了有毒物质的排泄,加速渗出物的吸收,导致炎症水肿的消退。利用远红外线的效果,可使皮下深层的温度上升,扩张微细血管,促进血液流动,强化血液及细胞组织的新陈代谢,对细胞活力有很大的帮助。

红外线为不可见的辐射光能,可分为长波红外线(即远红外线)和短波红外线(即近红外线)两种。因其波长较长,光子能量较低,作用于组织后只能引起分子振动,不能引起电子激发或能级变化,因此其生物学效应主要表现为辐射性温热效应,较少发生光化学效应。红外线在组织中的穿透深度能达到皮肤和皮下组织,具体而言,长波红外线能达到皮肤浅层,而短波红外线可能达到皮肤深层甚至皮下组织。相同强度的长波红外线升温程度高于短波红外线。

近红外线可以对人造成一定的可见光刺激感受,即可以感受到红色光的存在,但是远红外线则完全没有可见感受,仅有热作用。

远红外线的主要物理特性如下:①发射性。因为远红外线是属于光线范围的电磁波,所以它与光线一样不需要任何媒介便可直接传导。②渗透性(渗透力)。虽然远红外线是属于光线的电磁波,但在渗透力上与其他可见光不同。远红外线具有独特的穿透力,其能量可作用到皮下组织一定深度,再通过血液循环,将能量达到深层组织及器官中。③吸收、共振性。根据基尔霍夫辐射定律,任何良好的辐射体,必然是良好的吸收体。在同一温度下,辐射体本领越大,其吸收本领越强,两者成正比关系。所有含远红外线的物体,既可以辐射远红外线,也可以吸收远红外线,辐射与吸收对等。

1.3.4.2 作用机制

红外线为不可见的辐射光能,医用红外线分为两类:近红外线与远红外线。近红外线又称短波红外线,穿入人体组织较深,为

5～10 mm，能直接作用到皮肤的血管、淋巴管、神经末梢及其皮下组织；远红外线又称长波红外线，大部分被表层皮肤吸收，穿透组织深度小于2 mm。红外线波长较长，光量子能量小，被组织吸收后，不能引起光化学效应和光电效应，其能量被组织吸收后主要引起分子动能增加，产生热效应，使组织温度升高。

红外线照射创面后，使创面细胞分子运动加速，创面温度升高，其对创面的主要作用是热作用。热效应可使创面血管反射性扩张充血，血流加快，血液循环明显改善，减少体液渗出，促进渗液回流，创面肿胀减轻，感觉神经的兴奋性降低，物质代谢增强和营养状态改善，创面愈合加快，增加白细胞的数量和吞噬功能，提高机体的免疫力(图1.3)。

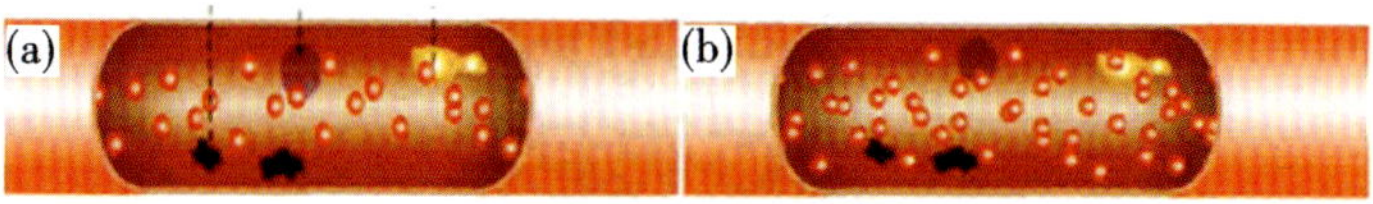

图1.3 远红外线照射前(a)与照射后血管血流量(b)对比
图中红色圆球代表血流，远红外线照射后的血管血流量明显增大

1.3.4.3 治疗作用

(1)镇痛作用　对多种原因导致的疼痛，红外线均有一定的镇痛作用。红外线可通过改善血液循环，促进创面渗出物的吸收、减轻肿胀而镇痛。红外线也可降低感觉神经的兴奋性，提高痛阈和耐痛阈而镇痛。

(2)控制炎症作用　红外线改善血液循环和组织营养，促进创面渗出物的吸收，增强人体的免疫功能，提高吞噬细胞的吞噬能力，有利于创面炎症的控制。

(3)促进创面愈合　红外线的热效应通过神经体液反射引起血管扩张，血液循环加速，局部营养代谢好转，细胞再生能力增强，有利于组织再生修复，加速创面及溃疡的愈合。

(4)减轻术后粘连，软化瘢痕　红外线照射后可以减少创面尤其是烧伤创面和压疮的渗出作用，减轻术后粘连，促进瘢痕软化，减少瘢痕挛缩。

我国目前临床应用较为普及的特定电磁波谱(teding dianci bopu,TDP;汉语拼音)即属于红外线范畴,其波长范围为 0.55 ~ 25.00 μm,其中 80% 以上为 2.50 ~ 15.00 μm,主要为长波红外线,最大峰值为 5.20 μm,穿透深度较小,约 0.1 mm。TDP 的治疗作用主要是激活表皮细胞,同时产热稳定,有利于组织热效应的稳定和均匀传导。TDP 治疗慢性创面疗效较好,但治疗时需注意去除表面脓性渗出物,防止痂下感染。

红外线治疗仪创面治疗操作流程

远红外线更容易被人体组织吸收,且具有红外线良好的穿透效应,在烧伤创面痂皮形成之后,仍能穿透痂皮,到达痂下。当热刺激人体时,局部血管扩张,血流速度加快,血流量增加可改善局部血液循环,提高白细胞的数量和吞噬功能,改善局部或全身的抵抗力和修复力。减轻组织水肿,促进渗出液的吸收和白细胞释放出蛋白溶解酶,溶解坏死组织,使炎症局限。它具有改善人体微循环,促进皮肤组织代谢和组织修复的功能。

1.3.4.4 临床应用情况

外科手术切口感染是常见的手术并发症之一,国内发生率为 13.0% ~18.0%,国外发生率为 5.1% ~21.0%,约占医院感染病例 25.0%。切口感染不仅增加了患者的经济负担,还增加了患者心理、生理上的痛苦,甚至导致残疾和死亡。红外线治疗外科手术切口时,能促进局部血液循环,增强细胞的吞噬功能,消除肿胀,抑制炎症发生。能改善组织营养,促进肉芽生长,加快创面愈合。红外线照射可降低神经系统的兴奋性,有阵痛、解除横纹肌及平滑肌痉挛以及促进神经系统恢复的作用,减轻手术患者的疼痛。另外,在急、慢性创面,感染性创面均有较好的应用。红外线疗法是辅助性治疗或联合治疗的重要方式。

具体的应用如下。

(1)外科手术切口红外线照射治疗　红外线治疗外科手术切口能减少伤口裂开、感染等不良反应的发生。推荐的方式:红外线灯照射治疗距创面约 25 cm,垂直照射,40 ℃左右,30 min/次,3 次/日。

(2)急、慢性创面的红外线照射治疗　采用常规消毒方法消毒溃疡周围皮肤,然后用无菌生理盐水清洗创面拭干后,治疗头距离创面 20～25 cm,垂直照射,30～40 ℃,30 min/次,1～3 次/日。照射结束后用 0.5% 碘伏涂擦创面,待干燥后配合促愈药物(如生长因子凝胶、各种先进敷料)或无菌凡士林油纱布敷盖后,无菌纱布包扎,胶布固定,直至创面愈合。必要时,在准备好的创基上,行植皮或皮瓣手术覆盖创面。

(3)感染性创面的红外线照射治疗　在强辐射下,远红外线能够杀灭细菌繁殖体、芽孢和细菌内毒素。较弱的辐射,远红外线则使细菌干燥加热,抑制其生长。有学者证实,远红外线治疗能降低全身感染可能性,可减少抗生素使用时间。另外,红外线治疗仪有一定镇痛效果,可控制创面感染,有助于创面愈合。照射的方式、剂量同上。

1.3.5　紫外线在创面治疗中的作用

1.3.5.1　紫外线创面疗法简介

紫外线在日光中虽只占 1%,但它是一种非常重要的自然界物理因子,是各种生物维持正常新陈代谢所不可缺少的。1801 年,德国物理学家利特尔发现在日光光谱的紫外线侧一段能够使含有溴化银的照相底片感光,因而发现了紫外线的存在。紫外线是波长为

180～400 nm 的不可见光，位于可见光紫光之外，故名紫外线。应用紫外线防治疾病和促进机体康复的治疗方法称为紫外线疗法。紫外线照射人体创面组织后主要产生光化学效应，故又有光化学射线之称。紫外线根据波长可分为短波紫外线（ultraviolet-C，UVC；180～280 nm）、中波紫外线（ultraviolet-B，UVB；280～320 nm）和长波紫外线（ultraviolet-A，UVA；320～400 nm），其中，UVC 光子能量高，光化学作用明显，红斑出现快，治疗中极少伴发烫伤、水疱；同时，哺乳动物细胞的 DNA 修复酶可快速修复 UVC 产生的 DNA 损伤。因此，UVC 致癌风险低，安全性较好，在临床应用广泛。临床上常用紫外线治疗白癜风和银屑病等常见皮肤病，紫外线治疗创面是一种新型的物理疗法。近来发现，小剂量紫外线照射可刺激创面细胞的 DNA 和 RNA 合成，促进肉芽组织及上皮的生长，加速创面愈合；破坏细菌 DNA 和 RNA，引起蛋白质变性及酶失活，从而导致细菌死亡，间接促进创面愈合。紫外线还有改善创面血液循环、调节机体免疫力的作用。大剂量的紫外线照射则破坏 DNA 的合成，抑制细胞分裂，促进细胞死亡。由于紫外线的波长短，能量大，治疗时需要严格控制治疗时间和剂量。

虽然 UVC 在杀菌消毒方面应用普及，但事实上，UVC 生物学作用较为复杂，包括对酶系统、细胞代谢、机体免疫功能等都有着直接和间接的作用，因此 UVC 除有杀菌作用之外，还具有抗炎、镇痛、促进再生作用，这也是 UVC 应用于急、慢性创面治疗的生物学基础。

1.3.5.2 作用机制

UVC 加速组织修复、促进创面愈合可能的机制包括以下几方面：①UVC 照射后皮肤发生光化学反应，产生皮肤红斑，局部血管扩张、充血、血流加快，组织血流灌注增多，细胞营养及代谢改善。②UVC刺激皮肤细胞产生白细胞介素-1（interleukin-1，IL-1）、IL-6、碱性成纤维细胞生长因子（basic fibroblast growth factor，bFGF）、血小板衍生生长因子（PDGF）、转化生长因子（TGF）和肿瘤坏死因子-α（TNF-α）等多种细胞因子，同时 UVC 照射可使细胞生成一种特殊的光反应性表皮生长因子（photo-reactive-epidermal growth factor，

PREGF)，其促细胞增殖效应明显强于普通表皮生长因子(epidermal growth factor，EGF)，从而起到抗炎、促进肉芽组织生长、加速创面愈合的作用。③UVC 直接刺激细胞 DNA、RNA 的合成，促进成纤维细胞、内皮细胞等多种细胞增殖。④UVC 有杀菌效应，体外研究表明，数秒至数十秒的 UVC 照射对多种细菌具有杀灭效果，特别是对多种存在于慢性创面的多重耐药性菌株如耐药鲍曼不动杆菌、耐药铜绿假单胞菌、耐药大肠埃希菌、耐药肺炎克雷伯菌、金黄色葡萄球菌和耐药或非耐药肠球菌均有很强的杀灭作用，同时 UVC 对多种创面浅部真菌具有不同程度的杀灭和抑制作用，如絮状表皮癣菌、白色念珠菌、克柔念珠菌在 UVC 照射后停止生长，红色毛癣菌、须癣毛癣菌、光滑念珠菌、热带念珠菌在 UVC 照射后生长速度减缓，且 UVC 对真菌的抑制效应与其照射强度和照射时间成正比，与照射距离成反比。

紫外线照射创面后通过促进血管内皮细胞生长因子(vascular endothelial growth factor，VEGF；也称血管内皮生长因子)等多种细胞因子表达，刺激成纤维细胞、内皮细胞的有丝分裂，促进胶原合成及分泌，起到促进肉芽生长从而达到加速创面愈合的作用。在创面内进行适量的紫外线照射，可改善创面局部血液循环和淋巴循环，改善创面营养，促进创面渗液的吸收和水肿的消散；可以降低神经末梢的兴奋性，加快致痛物质的清除，减轻患者的创面疼痛。其机制在于紫外线被细菌或病毒的核酸强烈吸收，核酸形成胸腺嘧啶二聚体，核酸结构和功能受损害，自限性也可以使蛋白质发生变性解离，从而导致细菌或病毒的死亡，达到良好的杀菌作用。

1.3.5.3 治疗作用

(1)促进创面愈合　小剂量紫外线照射可刺激细胞 DNA 的合成及细胞分裂，促进肉芽组织及上皮组织的生产，加速创面愈合。

(2)改善局部血液循环　紫外线照射创面后通过直接作用于血管内皮细胞、破坏溶酶体释放多种酶、引起前列腺素活动等多方面的作用，扩张创面血管，改善局部的血液循环。

(3)镇痛　紫外线可以解除创面疼痛，对较深层组织病变所致的疼痛也有较好的治疗效果。短波段紫外线止痛效果较弱,中、长波段紫外线具有明显的止痛作用。

(4)免疫反应　紫外线照射后,免疫细胞数量增多,能提高白细胞的吞噬功能,使防御机制增强。

(5)杀菌　紫外线可以杀灭各种细菌或病毒,使细菌或病毒的核酸形成胸腺嘧啶二聚体。紫外线也可使蛋白质发生变性解离,从而导致细菌或病毒的死亡。

在临床应用中,大剂量 UVC 照射常用于组织坏死严重、感染明显或有较多不良肉芽生长的创面,以达到促使坏死组织脱落、抑制肉芽增生及杀菌抗感染的目的;而小剂量 UVC 照射的作用主要是促进组织再生修复,其机制可能与刺激多种细胞因子合成、释放有关。临床实践证实 UVC 对浅表组织的炎症、破溃疗效显著。Nussbaum 等采用一项设计严格的临床随机对照试验(randomized controlled trial,RCT)研究,发现 UVC 可以选择性地杀灭有害细菌,同时保留组织细胞的活性,以促进创面愈合,证实了 UVC 治疗脊髓损伤后压疮的临床有效性。李湘云等观察到 UVC 联合超短波治疗糖尿病足的疗效明显好于常规治疗组,创面愈合时间缩短,同时对糖尿病足溃疡的瘢痕形成有一定的抑制作用,避免了截肢或截趾等不良后果,降低了糖尿病足患者的致残率;施加加等观察 UVC 联合超短波治疗对糖尿病患者骶尾处压疮的作用,治疗 4 周后,观察组压疮愈合的有效率明显高于常规治疗组。另有研究也发现,UVC 对老年患者,特别是高龄危重老年患者的慢性创面疗效明显;并发现病灶部位是影响 UVC 治疗剂量的重要因素,而病变分期是影响创面愈合效果和时间的主要因素。

总之,UVC 疗法作为一种传统的物理治疗方法,技术成熟,操作简单,治疗时间短(一般数秒到数十秒),不良反应少,是目前唯一同时具有杀菌和促进组织修复的物理因子,对于治疗急、慢性创面具有积极作用,但 UVC 促进慢性创面愈合的剂量-效应关系尚有待明确(图 1.4)。

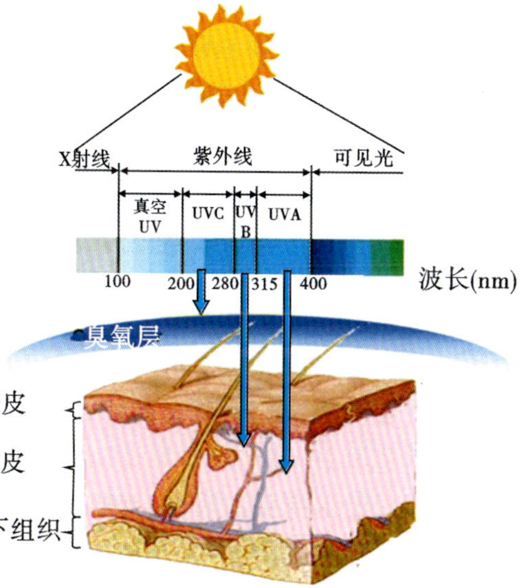

图 1.4　紫外线(UVC)光和波长依赖于皮肤的紫外线穿透

黑色素细胞分泌生长因子和细胞因子,如 IL-1、IL-6、IL-8 以及转化生长因子-α,它们诱导角质形成细胞的有丝分裂活动(图 1.5)。紫外线可能会促进黑色素细胞的功能,继而影响创面的修复活动。

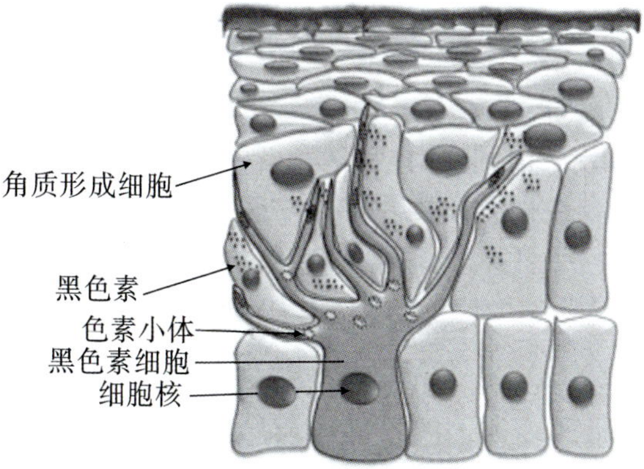

图 1.5　UVC 照射后刺激角质形成细胞–黑色素细胞共同作用参与创面愈合

1.3.5.4 临床应用情况

目前,紫外线治疗创面还主要是以辅助治疗为主。

如利用短波紫外线照射辅助治疗烧伤后残余创面:先用紫外线治疗仪,波长254 nm,照射部位暴露于紫外线灯管下5 cm处,照射创面20～30 s,再用生理盐水清洁创面,碘伏消毒后,外涂各种促愈药物。

对感染性创面,有人推荐,病灶区及周围健康组织2～3 cm。剂量:坏死组织较多者,与健康组织分界不清的创面用"中心重叠法",中心用超红斑量,首次40～70 MED(MED=30 cm,2 s),以后每次递增15～20 MED,最大剂量102 MED,病灶近周5～9 cm范围健康组织用适当红斑量(10～20 MED),待感染控制后再酌情减量或用维持量。对于肉芽组织不新鲜,有脓性分泌物的创面,用Ⅳ度红斑量(24～40 MED),经治疗数次后,肉芽生长好,可取维持量或减至Ⅲ度红斑量(6～10 MED);创面无脓性分泌物,经清创后用小剂量2～4 MED。均为每日1次。

有人观察短波紫外线(UVC)疗法对老年人慢性难愈合创面的疗效情况,建议用生理盐水棉棒清理创面及周围皮肤分泌物及皮屑;通过治疗孔巾暴露创面及其周围1 cm正常皮肤,并保护好非治疗区皮肤;紫外线治疗仪开机预热后,根据患者病变部位及面积选择UVC输出模式,设定治疗时间:面积大或浅表创面选择直接输出方式,局灶性深在创面选择光导输出方式;设定治疗时间为1～180 s,根据下面的公式:能量密度(mJ/cm^2)=功率密度(mW/cm^2)×治疗时间,计算能量密度为36～1 800 mJ/cm^2,治疗时,将治疗光盘或光导紧贴患区皮肤进行UVC照射,结束后立即移除光盘或光导,每日或隔日1次,直至创面完全上皮化。

紫外线治疗仪创面治疗操作流程

1.3.6 激光在创面治疗中的作用

1.3.6.1 激光创面疗法简介

激光是受激辐射光放大的简称，由于其发射原理及产生过程的特殊性，激光具有单色性好、方向性好、相干性好、亮度高的特点。应用激光技术防治疾病和促进机体康复的治疗方法称为激光疗法(laser therapy)。激光疗法是应用激光技术诊断和治疗疾病的一门新兴边缘学科，是一种特殊形式的光学疗法，主要包括3类：①高强度激光治疗(high intensity laser treatment，HILT)；②低强度激光治疗(low-level laser therapy，LLLT)；③光动力疗法(photodynamic therapy，PDT)。

(1)高强度激光治疗　高强度激光治疗直接辐照可导致生物组织发生不可逆性损伤，常用激光器有CO_2激光器、半导体激光器、Nd:YAG激光器、倍频Nd:YAG激光器、Ho:YAG激光器、Er:YAG激光器、氩离子激光器、准分子激光器等。既往高强度激光主要用于切割、汽化等治疗中，最近开始被应用于溃疡等慢性创面的治疗中，利用激光切割以切除坏死组织而促进创面的愈合。如CO_2激光治疗多用于脓性分泌物引流不畅的深部溃疡、窦道，可先用CO_2激光切开窦道，然后将坏死组织或干酪样物汽化，以利于新生组织生长。其机制是利用激光精确清创、清除有害性微生物被膜以及诱导胶原重塑等。

(2)低强度激光治疗　低强度激光治疗又称为弱激光治疗，直接照射不造成组织不可逆的损伤，但可以刺激机体产生一系列的理化反应，进而起到调节、增强或抑制功能的效应。低强度激光治疗主要是针对体表局部和穴位进行照射，其作用机制是：光生物调节作用，可以刺激多种与创面愈合过程相关的细胞因子的表达和释放；直接作用于细胞，能够提高中性粒细胞的吞噬能力，增加胶原的合成，刺激创面的愈合；同时能抑制有害微生物的增殖和细菌性生物膜的形成，从而促进创面的愈合。Houreld等观察到660 nm激光可促使人皮肤成纤维细胞中发生RNA逆转录和实时定性聚合酶链反应，引起与细胞外基质形成和细胞黏附作用相关的炎性细胞因子和生长因子的基因表达和信号转导发生改变，提示 660 nm 激光可对成纤维细胞的胶原蛋白生成、细胞黏附功能、细胞骨架重塑以及炎性细胞因子和生长因子的基因表达和信号转导过程进行调控。

(3)*光动力疗法*　光动力治疗有光生物调节作用，通过光的应用刺激细胞进程。光动力是化学作用而非热作用，传递到细胞的能量仅产生微小的体温变化，一般升高 0.1～0.5 ℃。细胞反应是光敏受体分子或载色体改变的结果，后者参与细胞代谢。光动力反应是一个多因素相互作用的动态变化的过程，单纯给予光敏剂或激光照射治疗都不能产生综合的生物学效应。生物体在系统或局部应用光敏剂后，经适宜波长的光激发可发生光动力反应，光敏剂吸收光子能量，由基态变为激发态，处于激发态的光敏物质很不稳定，产生单态氧、超氧阴离子和羟自由基等活性氧类(reactive oxygen species，ROS)物质。这些 ROS 能够直接作用于靶细胞，与多种生物大分子互相作用，影响细胞功能。载色体吸收光能后细胞内腺苷三磷酸(ATP)含量升高，细胞膜通透性改变，第二信使活化，细胞内信号级联反应激活。另有研究表明，光动力治疗的作用可能还基于细胞内离子钙(iCa^{2+})、一氧化氮(NO)水平升高。上述机制促进细胞迁移、增殖、减少炎症反应和细胞凋亡，促进生长因子合成和细胞外基质沉积。

临床研究中，陈伟和等发现溃疡膏与氦氖激光联合治疗下肢慢性溃疡的总有效率显著高于常规治疗组。刘艳等比较了半导体激光照射联合康复新液治疗皮肤溃疡的临床疗效，发现 810 nm 半导体激光照射联合康复新液治疗皮肤溃疡的有效率(88.2%)较单纯外用康复新液的总有效率(76.5%)高。毛和水等观察到 630～650 nm的 LLLT 组糖尿病小鼠创面愈合率显著高于对照组，中性粒细胞和巨噬细胞的浸润数量早期增多，后期减少，IL-6 和 TNF-α 的表达显著低于对照组，提示 630～650 nm LLLT 照射能加速糖尿病小鼠创面的良性炎症进程，避免炎症反应的迁延，对创面愈合具有促进作用。

激光已经显现出对创面愈合的益处，但是受限于照射表面积和波长。由美国航空航天局开发的发光二极管为未来的太空飞行、民用和军事应用提供了激光促进创面愈合方面的巨大改进潜力。

激光和高压氧的联合使用已在加速缺血、缺氧创面愈合方面受到广泛称赞。很少有对比研究其他方法在创面愈合的应用，例如细致的手术清创、抗生素、有限的截肢、接触性注射、辅助性己酮可可碱、局部氧气、外用生长因子，并仔细注意宿主因素，如糖尿病控制、营养等因素。但伴随一类激光器，又称为“软”或“冷”激光器的出现，由于能提供低能量组织的刺激，可能会导致创伤愈合过程中细胞活性增加（Miller，1993 年）。

目前认为，低能量光照参与创面愈合的机制是影响细胞代谢过程，提高修复细胞的再生潜力（Gamaleya，1977 年）。由于波长和光束物理的限制（相干光窄谱性），激光器的使用一直存在问题，人们希望了解不同种类激光器的波长、曝光时间、能量、设置和作用于的细胞类型。

创面愈合有 3 个阶段。首先是修复的启动，然后是细胞增殖，随后进入组织重塑。迄今为止公布的数据表明激光生物刺激在细胞增殖期有重要作用。有人认为线粒体能接受单色光，而且这些激光实验增加了某些细胞的呼吸代谢（Meyers，1990 年）。已报道诸如成纤维细胞增殖、胶原蛋白合成、生长因子[包括角质细胞生长因子（keratinocyte growth factor，KGF）、转化生长因子（TGF）和血小板衍生生长因子（PDGF）]产生以及巨噬细胞刺激，加速细胞外基质的产生。

激光器产生与其他光源不同的独特的光照射，但由于技术原因，其波长能力和光束宽度受到限制。然而，之前的实验使用激光已经在生物系统中表现出独特的性质。科学家试验低强度激光，试图评估对组织和细胞培养的影响，已经发表了关于刺激细胞活性的文章。波长普遍在 630 ~ 730 nm 之间变化，但是已经高达 780 nm。通常提供 4 J/cm^2 的总光照剂量，功率在 mW 范围内。已经产生了成纤维细胞增殖，胶原和前胶原的附着和合成。

作用机制还不完全清楚，但可能的解释包括刺激细胞摄取抗坏血酸，刺激线粒体呼吸链中的光受体，改变细胞 ATP 或环腺苷一磷酸(cyclic adenosine monophosphate，cAMP)水平和细胞膜稳定。

低强度激光照射细胞后，NO 除了从细胞色素 C 氧化酶(CCO)解离，还能从存储于其他细胞的胞内成分(如亚硝基血红蛋白和硝基化肌红蛋白)释放。由于红细胞随血流不断在治疗区域内流动，NO 能不断从血红蛋白中释放。解离出来的 NO 作用于鸟苷酸环化酶(guanylate cyclase，GC)，形成环鸟苷酸(cyclic guanosine monophosphate，cGMP)使肌球蛋白磷酸化，血管平滑肌细胞舒展引起血管扩张，改善局部微循环，增加氧供。细胞水平研究表明，低强度激光可以显著增加血管内皮细胞和平滑肌细胞的一氧化氮合酶表达和一氧化氮水平。Mittermayr 等发现，低强度 He-Cd 激光(波长 441 nm)可使亚硝基血红蛋白(nitroso-hemoglobin，NO-Hb)分解释放出一氧化氮。Zhang 等发现，低强度近红外激光(波长为 670 nm)可以通过依赖于一氧化氮合酶和非依赖于一氧化氮合酶的两种方式增加心肌细胞的一氧化氮水平。这些研究均表明，低强度光照射创面可以通过改善局部循环而促进创面愈合。

目前，国外数个小样本的随机对照试验(RCT)研究表明，光动力疗法适用于糖尿病足创面治疗。Morley 等的研究结果显示，光动力治疗组 3 个月内创面愈合率为 50%，而对照组为 12%；Landau 等为期 12 周的研究显示，光动力治疗组 90% 创面愈合，对照组为 33%，光动力治疗组和对照组创面面积分别减少 89% 和 54%。Kaviani 等的研究显示，光动力治疗组创面愈合时间平均为 11 周，而对照组为 14 周。以上研究均显示，光动力疗法的不良反应轻微，患者均可以耐受。

光动力疗法(PDT)是一种日趋成熟的新型治疗技术，其作用机制是组织中光敏剂分子在特定波长的光或激光照射后，在有氧条件下，通过光化学反应产生单线态氧、氧自由基、羟自由基、过氧化氢等多种 ROS 物质，从而特异性损伤靶组织和靶细胞，导致其发生凋亡或死亡。PDT 最早用于恶性肿瘤的治疗，目前其应用范围已拓展到鲜红斑痣、老年性黄斑变性、尖锐湿疣等多种良性疾病的治疗。

在慢性创面的治疗中，PDT 的抗菌效应受到更多关注。与其他方法不同，PDT 效应是基于光、光敏剂和氧这 3 种因素协同作用的氧化损伤机制，其作用的非特异性导致细菌难以形成耐药性。临床研究显示，PDT 联合使用抗生素能促进创面愈合，减轻痂下组织细菌感染，改善创面病理组织学变化，其机制可能与增加创面组织 bFGF 合成和释放、促进创面微血管生成、抑制炎性介质 TNF-α 和 IL-6 的释放有关，同时提示 PDT 与抗生素类药物联合应用是可行的。Arenbergerova 等发现，使用以卟啉为主要成分的新型光敏剂材料后，可见光诱导的 PDT 可使慢性下肢溃疡创面的疼痛评分下降 71%，治疗后创面细菌增殖受到抑制，其机制可能是 PDT 所产生瞬时性 ROS 物质作用的结果。而且这种作用不会干扰正常的愈合过程。Morley 等的临床 RCT 研究结果显示，下肢慢性溃疡和糖尿病足患者对 PDT 治疗的耐受性好，没有明显疼痛或不良反应，相较于对照组，PDT 组细菌增殖水平显著下降，治疗 3 个月后完全愈合率为 50%（对照组为 12%）。姚亚春等初步研究发现，PDT 治疗皮肤慢性创面的愈合率（98.04%）高于常规清创组（78.43%）。

1.3.6.2 激光用于医疗的作用机制

（1）热效应　激光进入生物机体后被组织吸收，并将光能转变为热能，使组织在极短时间内温度升高到数百度或更高，从而使组织发生变性、凝固坏死，甚至炭化、汽化。临床上利用激光不同的热效应治疗不同的疾病。利用激光的汽化作用，可以切除肝、肺和脑部位肿瘤组织；利用激光的炭化、汽化作用，可以治疗皮肤病变和妇科疾患；利用激光的凝固光疗法作用，可以治疗眼底病和血管疾患等。

（2）压强效应　光本身具有光压，当一束光辐射到某一物体时，在物体上产生辐射压力，激光比普通光的辐射压力强得多。高能量的激光本身可产生很强的辐射压强，机体组织吸收高能量的激光后再次产生压强。临床上利用激光压强效应治疗很多疾病，如白内障、青光眼、泌尿系统结石等。

（3）电磁场效应　激光本身是电磁波，高功率激光必然产生强大的电磁场,它可引起系列生物效应,使生物组织内蛋白、核酸变性,组织细胞损伤、破裂,利用其高聚焦产生的高温高压和高电场强度,可以使细胞损伤、破坏,用于治疗肿瘤。

(4)光化学效应　激光与生物组织相互作用时,组织吸收了激光的光子之后可产生化学反应,影响细胞的代谢,并被生物组织选择性吸收。蓝光或紫外线波长范围内的激光可导致酶、氨基酸、蛋白质、核酸等活性降低或失活,分子结构改变,从而产生相应的生物学效应。如杀菌、红斑效应、色素沉着、维生素的合成等。

1.3.6.3　激光治疗皮肤软组织创面的作用机制

激光治疗皮肤软组织创面的作用机制可能包括:以氦氖激光治疗创面为例,其主要的靶细胞涉及角质形成细胞、成纤维细胞、血管内皮细胞和炎症细胞,通过对靶细胞影响造成生物学活动变化,以及对微血管及感觉神经的影响产生的后续生物学效应,是氦氖激光治疗促进组织修复,加速急、慢性创面愈合的关键。

(1)角质形成细能增殖　早在20世纪70年代,Mestet用氦氖激光照射鼠创面,发现可加快上皮化,其机制可能与光动力学有关,肉芽组织及上皮再生明显;同时对巨噬细胞质中酯酶含量产生影响,进一步促进角质形成细胞的增殖,细胞核内DNA含量增加,细胞分化周期缩短,加速修复进程。

(2)成纤维细胞增殖　用氦氖和Ar激光照射鼠背中线皮肤缺损区时发现,激光照射可改变角质形成细胞和成纤维细胞迁移,促进毛细血管和肉芽的生长。同时发现,氦氖激光照射后,刺激组织内胶原的合成增加。另外,推测氦氖激光照射后前列腺素合成增加,促进成纤维细胞及间质细胞的增殖,进而刺激胶原的生成。

(3)炎症细胞　临床研究证明,氦氖激光照射溃疡创面后中性粒细胞和巨噬细胞活跃,存活细菌数明显少于对照组,且在创面早期提高巨噬细胞的吞噬功能,白细胞、中性粒细胞的嗜菌指数增加。愈合后期,氦氖激光照射创面刺激淋巴细胞及成纤维细胞增殖,提高机体免疫功能。另外,激光的生物刺激,可使交感肾上腺系统活动增高,调节机体功能状态,改善血管壁的通透性,减少炎症渗出,促进急、慢性创面愈合。

(4)微血管系统　微血管的功能影响组织器官的生物功能。氦氖激光照射生物效应包括微血管扩张、增加微血管的血流量。降低血液中血小板聚集、纤维蛋白原减少,从而增加静脉回流,防止微血管内血栓形成,另外,氦氖激光照射还能减少血中诱发血管痉挛的物质,并增加具有血管扩张和抗凝集作用的激素浓度,从而改变血液流变学性质,纠正组织微循环障碍。

(5)感觉神经　氦氖激光照射皮肤,使皮肤神经末梢受到刺激,引起冲动传递加强,引起机体功能变化,影响细胞膜的通透性,组织细胞膜中过氧化酶、碱性磷酸酶等活性增加,使组织、细胞中DNA含量增加,增加蛋白质的合成,从而加强骨髓和脾脏的新生细胞的调节作用。另外,氦氖激光照射刺激感觉神经末梢,使局部组织的5-羟色胺含量降低,降低感觉神经的兴奋性,减少疼痛的传导,痛阈提高,从而达到治疗创面时良好的止痛效果。

1.3.6.4 治疗作用

低能量激光照射具有明显的生物刺激作用和调节作用,其治疗基础不是温热效应,而是光的生物化学反应。

(1)减轻炎症反应　小功率激光刺激机体的免疫防御系统,使白细胞吞噬能力增强,免疫球蛋白增加,肾上腺皮质功能加强,增加机体免疫功能,提高局部抗感染能力,这些都有利于控制炎症反应。

(2)镇痛　小功率激光对组织产生刺激、激活、光化作用,可改善组织血液循环,加速代谢产物和致痛物质的排出。通过抑制致痛物质的合成,提高痛阈,达到镇痛效果。

(3)促进组织修复　小功率激光照射皮肤时,可影响细胞膜的通透性,促进蛋白合成和胶原纤维、成纤维细胞的形成,增强酶的活性,促进组织代谢与生物合成,加速线粒体合成ATP,加速组织修复。因此,有利于创面、溃疡的修复和愈合,促进毛发和断离神经再生,促进骨折愈合。

(4)"光针"作用　小功率激光照射穴位时,向穴位输入能量,有"光针"作用。可能通过对经络的影响,改善组织功能,从而起到治疗作用。

(5)调节神经及免疫功能　小功率激光照射时，可刺激神经反射区的神经末梢，反射性地作用于相应节段和全身，有调节神经功能与免疫功能的作用。

(6)激光的直接黏合作用　二氧化碳激光作为"光刀"，可在切面形成一层均匀的、黏合性良好的干性凝固区(图1.6)。

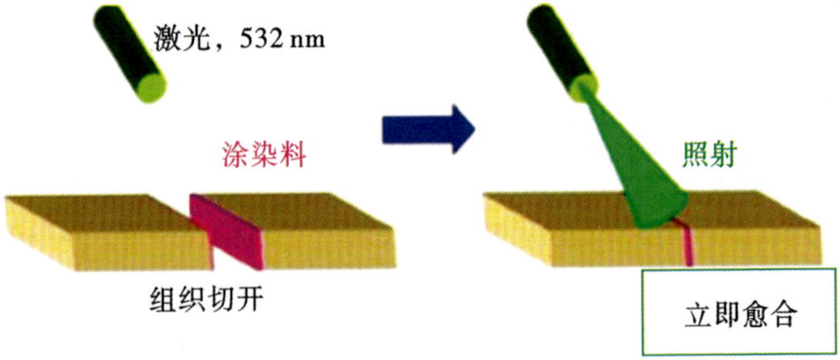

图1.6　激光的直接黏合作用

1.3.6.5　激光在急慢性创面的临床应用

(1)急性创面激光照射(辅助)治疗　①弱激光创面治疗：一般给予3 J/cm^{2}能量密度与660 nm波长的氦氖激光进行照射，每日2次，20 min/次，直至创面愈合。②半导体激光创面治疗：中心波长820 nm，周围波长660、870、940 nm，输出功率25 W，频率为2.5 Hz至20 kHz，功率密度为75 nM/cm^2，距皮肤1 cm，光斑直径为10 cm，照射5～10 min/次，1次/日，10次为一个疗程，有助于植皮术后伤口愈合。

(2)慢性难愈创面激光照射(辅助)治疗　①弱激光创面治疗：照射时根据创面大小调节光斑直径为1～3 cm，创面较大时则分区照射。激光波长632.8 nm，输出功率25 mW，照射距离30 cm，每日照射一次，每个光斑照射8～12 min，18次为一个疗程，治疗至创面愈合，或为手术提供准备。②半导体激光创面治疗：对准慢性创面，功率调节为450～512 mW，激光灯距皮肤3～5 cm，照射时间

30 min，每天 1 次，10 次为 1 个疗程，每个疗程之间间隔 2 d，不超过 3 个疗程。

综上，随着 LED、激光等新型光学技术的发展，光学疗法为慢性创面的治疗提供了新的选择和思路，尽管其治疗方法和作用机制不尽相同，但现有研究证据已经证实了上述光学疗法能有效地加速临床上慢性创面的愈合过程，缩短愈合时间，减轻创面局部的不适症状，因此更容易为患者所接受。但目前为止，由于缺乏大样本和更高质量的临床研究证据，光学疗法尚未能纳入慢性创面的临床应用指南，同时对不同光学疗法的剂量-效应关系尚需进一步研究。

激光在创面治疗中的临床应用

1.3.7 光的联合使用

Schumann 等发现，与对照组相比，联合应用红外线治疗时慢性创面表现出更理想的愈合过程，治疗 9 周后创面愈合率为 84%（常规治疗对照组为 50%），创面状态显著改善，渗出减少，肉芽生长良好，创面面积缩小，初步表明应用红外线治疗是一种疗效可靠且便于操作的慢性创面辅助性治疗方法。

小剂量紫外线照射后，DNA 和 RNA 的合成先被抑制而后合成加速，可以促进肉芽、上皮组织的生长和创面的愈合，用于治疗各期压疮均有较好疗效。此外，紫外线照射还能扩张血管，加速血流，改善局部血液循环，加强局部营养，提高机体免疫功能。

大量的动物实验及临床实践已表明，低能量激光照射，具有良好的抗炎和组织修复功能，可扩张血管，改善微循环，提高红细胞携氧量，增强机体免疫能力，刺激巨噬细胞的吞噬能力和肉芽组织的新生，从而促进创面愈合。近几年，国外学者研究发现半导体激光抗炎抗感染作用优于其他低能量激光，其作用机制主要是通过降低血管壁的通透性，减轻炎症的渗出、充血、水肿，通过激活巨噬细胞系统的功能，提高人体全身及局部免疫力，起到抗炎、抗感染的作用。激光照射促进了新生血管的形成及生长,并使细胞内核糖核酸及糖原的含量增加,成纤维细胞增生,肉芽组织生长,导致新生上皮组织再生,半导体激光还能使细胞质内 RNA 及细胞核中 DNA 含量平衡增加,促使蛋白质合成,从而刺激创面愈合。紫外线联合半导体激光治疗压疮,抗菌消炎作用好,能加快创面愈合的速度,且不易反复,对压疮治疗确切有效,且操作简单、安全,值得临床推广,结合应用。但对于轻中度压疮治愈率更高,治愈时间更快,提示临床护理应及时发现,尽早治疗。

有人采用635 nm/808 nm 双波长低强度激光照射术后患者的创面,观察其促进愈合的效果。选取外科手术治疗的非恶性肿瘤患者60 例,试验组和对照组各 30 例。试验组使用 635 nm/808 nm 双波长激光辅助切口治疗,对照组以波长 635 nm 的氦氖激光辅助治疗。激光器发出两路激光对受试者切口部位进行照射治疗,一路波长为(635±5) nm,光功率密度 1.0 ~ 6.5 mW/cm^2,另外一路波长为(808±5) nm,光功率密度为 11.0 ~ 32.0 mW/cm^2。激光照射治疗开始于手术结束 24 h 之后,每天1 次,每次照射 15 min,至治疗终点(出院或切口愈合拆线),双波长激光器最大功率密度控制在 40 mW/cm^2 以下(可调节),最大能量密度在 36 J/cm^2 以下(可调节)。氦氖激光器输出功率最大为 100 mW,每天 1 次,每次照射 15 min,至治疗终点(出院或切口愈合拆线)。试验表明,635 nm/808 nm 双波长低照度照射能够促进创面愈合,治疗效果好于单一激光。

1.4 光在创面治疗中的临床应用

1.4.1 创面光照治疗总则

1.4.1.1 光照治疗在创面应用的主要作用

光照治疗(phototherapy)在创面应用的主要作用:①能够缓解伤区疼痛,促进创面修复;②通过光疗可以更快解除炎症,而且肉芽增殖阶段也会更快开始;③理想状态下,光疗在损伤或感染发生后应尽早使用,可避免慢性损伤或感染的发生;④光疗既有创面局部的作用,也有系统性的调控作用。

1.4.1.2 根据患者临床情况需要调整达到最佳治疗参数

建议更多执业人员进行光疗培训,用创面的光疗手段配合药物和其他手术与非手术方法,可提高创面愈合率和愈合质量,缩短治疗时间,减少经济费用。

关于不同患者治疗临床差异性的参数设置,使用光进行创面及相关疼痛的治疗,需要从临床治疗的有效性、规范性给予重视。依据相关基础研究及临床经验,形成临床治疗处方,应用和临床用药有类似管理方式,它包括以下几个方面的分析内容。

(1)光的治疗波长　特定波长的光具有特定的、主要的生物调节作用,具有特定治疗效果,可以类比为药物有效成分的概念。

(2)光的治疗强度　光照治疗必须具备基础的光强度,临床常见最低治疗强度为40~45 mW/cm^2,可以类比为最小有效药物浓度的概念。

(3)光的治疗剂量　必须满足足够的治疗能量强度,可以类比药物剂量的概念,因为光疗的发射强度一般是相同和稳定的,所以剂量可以用时间长度进行衡量并据此调整。根据治疗面(深度、病情等)的差异,为了达到最低有效剂量,需要对单次治疗时间进行调节。紫外线照射剂量常用生物剂量测定法计量(紫外线照射皮肤产生最小红斑所需时间为一个生物剂量)。紫外线照射可分全身照射和局部照射,局部照射剂量常用亚红斑量(无肉眼可见红斑反应)、红斑量(有肉眼可见红斑反应)等计算。

(4)光的治疗温度　真正意义上的光疗,其治疗温度上升都不是很明显,与热疗不能混淆,类似药物不良反应的有效控制,因为人类属于恒温动物,一般人体温度不能超过40 ℃,42 ℃更是人体温度的极限,如果达到这个温度,人的器官会发生衰竭,生命也会受到影响。因此照射面的温度一定要严格监控,在光疗仪器上增加了感温探头监测的功能,实时监测照射体表温度,这在临床上也有很强参考意义。

(5)光的治疗方法　光疗在开放性创面治疗时难免会遇到有敷料的情况，对于透光性的敷料，可采用直接照射即可达到良好的治疗效果。但是，如果敷料不透光，就必须去除再进行光疗。根据临床实际应用经验，透明敷贴、泡沫敷料覆盖创面时直接进行照射能够达到治疗效果，某些类型的创面带着敷料照射具有创面保湿效果，符合湿性愈合理论，可以更好促进创面愈合。临床最常见的敷料纱布，标准折叠8层时光疗仍可以有效穿透，达到预期临床治疗效果，因此可以在换药包扎后进行照射治疗，降低临床操作难度，也避免开放创面的潜在交叉感染风险；但是，如果创面为开放暴露的状态，尤其是在西北等干燥地区，照射过程中创面会因为代谢及蒸发原因脱水，造成创面肉芽组织生长环境脱水，对愈合不利，在治疗过程中间隔5 min左右喷洒生理盐水或创面表面敷一层盐水纱布、油纱以达到创面保湿的目的。

光源放置位置：光源可以与敷料接触或者间隔距离照射。除了对创面基底组织进行照射，临床专家还推荐对创周完整的皮肤进行照射，一般建议在创面外缘周边1～2 cm处照射，照射间距2～3 cm。对于创面疼痛的治疗，光源可对准完整皮肤表面进行体内深层损伤的治疗，即对准穴位点或触痛点进行治疗。

(6)光的治疗次数及单次有效时间的设定　建议每天2次以上，每次10 min以上，门诊患者可以进行短时多次照射，达到累积效果。该治疗的依据来源于照射过程中体内相关物质的变化，照射10 min、20 min、30 min，血管舒张因子NO的分泌水平都有明显变化，且停止照射后1 h可以达到峰值，之后开始下降，尤其照射30 min组的NO分泌水平最高，但是考虑临床工作效率，照射30 min与照射10 min组相比并没有2～3倍的分泌量。考虑相关实验是离体实验，人体组织对光能量的吸收衰减及对NO等相关物质的代谢影响，因此临床建议每次照射治疗>10 min，但是不需要超过30 min，虽然时间超过30 min对机体不会有损伤，但是也没有明显的照射效果，不必浪费资源，每天多次治疗能够达到累积治疗剂量的效果。在病房的患者建议每天进行2～4次的照射治疗，最短间隔 30 ~ 60 min 即可以进行第二次照射，并有累积效果。后文会介绍红-蓝光相结合的治疗方式，可交替进行治疗。间隔短时多次治疗或红蓝光接续交替进行治疗，这两种方案都可以解决门诊患者不方便上下午各做一次治疗的难题。既可以保证临床光疗预期的治疗效果，也合理节约患者时间，提高治疗效率。

目前对光动力治疗糖尿病足的技术参数尚无推荐。Gupta 等指出，635 nm 和 810 nm 能促进创面愈合，730 nm 和 980 nm 对创面愈合无作用，认为这与载色体的吸收光谱有关。建议糖尿病溃疡适宜参数为 633 nm、2.35 J/cm^2，每周治疗 3 次。

1.4.1.3 光治疗创面的基本概念

光的波长对应其颜色及治疗特性，也有根据光源发生特征的划分定义，如氦氖激光、激光疗法、偏振光、脉冲激光等。

光的穿透力一方面与波长相关，另一方面与光功率密度（光强度）相关。就人体而言，波长越长，穿透力越强，但是远红外线因为被人体表水强烈结合，所以只能到达人体表进行治疗。同一波长时光功率密度越大，穿透力越强，但是不可能无限增加，无法突破波长的限制。

从临床用途划分，红光主要用于促进体表及较深层（3 ~ 5 cm）创面愈合，促进肉芽组织、神经、血管的修复和加速生长，缓解疼痛；蓝光用于体表及皮下（2 ~ 3 cm）杀灭细菌，感染预防或控制；紫光主要用于体表（0.5 cm 以内）疼痛治疗。近红外线用于体内深层（7 ~ 10 cm）损伤、疼痛、炎症治疗；远红外线用于体表（0.5 ~ 0.8 cm）疼痛治疗及体表保温，促进干燥等功能。

相对于切割烧灼的高强度激光治疗（HLLT，简称强光疗），也有之后用于皮肤美容的强脉冲激光（intensive pulse laser，IPL），也产生了低强度激光治疗（LLLT，简称弱光疗）的概念。随着临床及基础研究的增加，LLLT 成为对于低强度非烧灼性光疗的一种统称，不一定仅限于使用激光。本书重点关注的光疗都为 LLLT 类型光治疗，后续皆以此统称。

在临床领域应用新型的 LED-LLLT 进行大面积治疗已经获得

了多方关注，首先应用于止痛，之后用于多种创面的愈合治疗，包括创伤性和医源性创面。要达到有效治疗的目的，光疗需要选择合适波长作用于目标细胞，并且有适当的光强度和足够的能量强度（剂量）。将LED-LLLT光疗作为传统手术或非手术治疗辅助手段的前景较好。

激光手术是用一束细而准直的大能量激光束，经聚焦，利用焦点的高能、高温、高压的电磁场作用和烧灼作用，对病变组织进行切割、黏合、汽化，用于组织止血、黏着、焊接或切割、分离。如皮肤赘生物、宫颈柱状上皮异位（宫颈糜烂），以及胃、直肠、支气管、膀胱内肿物的切割或止血，常用的是二氧化碳激光器、掺钕钇铝石榴石（Nd：YAG）激光器。激光手术具有出血量少、术后感染率低、组织损伤小、疼痛较轻等优点。

以上这些光用于创面治疗的基本概念会对后续的临床治疗方案产生重要的指导意义，请务必掌握。

早期的创面光疗研究，红光光疗为主要研究对象，相关文献中不特殊说明的情况下，一般LLLT指的就是红光光疗，包括部分文献中所称的近红外线（near infrared），在正文部分的波长说明中，也是红光波段。红光光疗主要应用于促进毛发或创面生长，根据文献，最早于1968年左右首先实际应用于动物体表创面治疗，并且在20世纪70年代开始应用于难愈合人体表创面的治疗。

临床研究表明，当用红光照射成纤维细胞和肌肉细胞时，其生长速度提高5倍；红光治疗还能提高线粒体产生细胞色素的效率，从而提高了产生ATP的效率。研究结果证明，红光照射可促进机体细胞的分裂和组织的愈合。

光疗可以增加成纤维细胞生长和巨噬细胞活性，提高淋巴细胞活性，增加胶原蛋白合成和促进新血管形成，促进外周神经修复，在治疗中不仅要关注肉芽组织生长及上皮化，创面形态的修复，而且对于神经、血管结构创面功能的康复也有明显作用，需要加以关注和评估。

不同种类光的生物学效应和临床治疗作用很大程度上取决于

光在组织中的吸收程度，其影响因素不仅包括光的波长、剂量、输出形式等物理参数，同时也与组织中黑色素、血红蛋白和水的含量等生物学参数有关。

1.4.2 创面光照治疗规范

创面治疗是一个系统的工作，需要一系列的工作结合。创面的准备处理、后续的维护管理、对患者及相关护理人员的教育规范等都需要进一步加强，以达到标准治疗的预期目的。

做光疗前一定要进行充分的创面基底准备工作，尤其是坏死组织清创，使用机械清创或手术清创的方式，彻底清除坏死组织，以减少对正常肉芽组织的损伤，同时应避免过度清创引起创面大量出血及对患者的疼痛刺激。如果采用超声清创的方式，选择性清除坏死组织，不损伤正常肉芽组织，出血少疼痛感轻，同样可以彻底清除坏死组织，充分暴露肉芽组织，为用药及光疗做准备。

清创完成后，在创面上使用促进愈合的相关药物或使用透明敷贴、负压引流、泡沫敷料等覆盖创面进行治疗，此时可配合使用光疗。不过考虑到敷料对于光能量的衰减作用，与开放性裸露创面光疗方案相比，应当将光源距离拉近到距离治疗表面 10 cm 左右，并将治疗时间在原治疗基础上延长 5～10 min。

如果有不透光的敷料覆盖在创面上，如黑色敷料，则建议打开敷料进行相关照射治疗，以达到更好治疗效果。

光疗的使用过程中，因为光强度远高于自然光，所以光污染的可能性确实存在，需要做好光源防护措施，接近头面部的照射，患者一定要佩戴遮光眼罩。(640±10) nm 红光及(460±10) nm 蓝光照射治疗的波段安全性比较高，如果光污染并不严重，在患者及家属可接受范围内，患者不佩戴遮光眼罩也不会增加治疗风险。治疗过程中因为操作人员不需要留守在患者治疗床前或治疗室内，因此可以不佩戴护目眼睛，不会有视力严重损伤风险。

但需要特别注意的是，针对首次进行光疗的患者一定要进行相关的治疗教育工作，否则会因为心理作用等原因可造成患者治疗感受不佳、治疗中断，甚至产生医患纠纷。

其一，本书所论及的光疗虽然多指弱光疗（LLLT），但其光强度较常规人工照明或自然光线仍然高出多个能量级别，因此对于患者感官或心理刺激是比较大的，一定要告知治疗开始后可能会出现的强光刺激现象，增加预期，避免心理紧张或眼部肌肉紧张引发不适。

其二，因为强光的视觉刺激效果，一定要告知患者其治疗基本目的和安全性特点，以减少恐慌。在告知光强度与有效性的积极关联后，强光的刺激反而会产生较强的“仪式感”，让患者对于治疗效果产生积极心理预期，也会对治疗产生正面的影响。现在不少医院采用展板、展架、知识手册、微信公共号推送等方式，向患者及家属推送相关治疗知识和注意事项，达到良好的客户教育效果。

其三，患者的创面准备工作，合理的清创及用药、包扎等，会在本系列丛书其他部分专门论述，但是相关治疗合理使用，密切配合对治疗效果的保障非常重要。

其四，患者的用药及营养问题也一定要引起注意，虽然光疗能够起到有效的治疗作用，但是也能见到部分患者因为营养过于缺乏或者免疫力过于低下等原因，造成治疗进程受阻，甚至对光疗本身产生负面情绪，影响整个治疗的进展。

创面愈合是光疗等一系列治疗的最终目的，如果较大创面或者情况特殊的难愈性创面，短时间内难以愈合或者愈合后组织功能损失较大，可在通过光疗建立了良好的创面基底，具备手术指征之后，安排植皮、皮瓣迁移手术等达到封闭创面的效果。因此，创面治疗门诊-病房-手术相结合的方式也需要考虑，而光疗在门诊-病房的应用也应当进一步常规化。

1.4.3 创面光照治疗的适应证与禁忌证

1.4.3.1 红外线用于创面治疗的适应证与禁忌证

（1）适应证　红外线治疗的适应证广泛，在治疗慢性感染性创面和慢性溃疡时，可改善组织营养，消除肉芽水肿，促进肉芽生长，加快创面愈合。红外线照射有减少烧伤创面渗出的作用。红外线可促进组织肿胀和血肿消散以及减轻术后粘连，促进瘢痕软化，减轻瘢痕挛缩等。

(2)禁忌证　高热、出血倾向、活动性肺结核及重症动脉硬化等。

1.4.3.2 紫外线用于创面治疗的适应证与禁忌证

(1)适应证　创伤、烧伤、皮下化脓性炎症、手术后感染等。

(2)禁忌证　重症心肾疾病、活动性结核病、光敏性疾病、中毒伴发热、急性肿瘤的局部。

1.4.3.3 可见光用于创面治疗的适应证与禁忌证

可见光疗法包括红光、蓝光及多光谱疗法。可见光波长较红外线短，较紫外线长，其光子能量介于二者之间，因此其温热效应较红外线低，但其穿透深度较红外线深，特别是红外线波段(620 ~ 760 nm)可引起深部组织血管扩张、循环改善；而光化学效应较紫外线低，光生物调节效应较激光低。可见光疗法的适应证和禁忌证基本同红外线疗法。需要作用较深、范围较大且较均匀的热效应时主选可见光。LED 红、黄光在治疗面部皮炎过程中仅有轻度皮肤干燥，无其他不良反应。

可见光创面治疗的注意事项如下：①可见光会使患者及周围人员眼睛不适，治疗时应嘱患者紧闭双眼并戴上墨镜或遮光罩，避免光线直射，刺伤眼睛，操作人员同样须注意避免红光对自己眼睛的伤害。②可见光治疗前如照射部位坏死组织过多或覆盖多层创面敷料，红光的穿透性将会降低，治疗效果也受到影响。因此，光子治疗前必须彻底清创。③干燥环境使成纤维细胞移行减慢，影响创面愈合。故治疗时可用一层盐水纱布覆盖创面，每 5 min 喷洒生理盐水 1 次，以保持创面湿润。④面积较大的部位，可多点多部位全覆盖照射，一般先选取 1 ~ 2 个点，将光斑对准患处，输出窗口距患处表面 10 ~ 12 cm，光斑直径 10 ~ 12 cm，照射面积控制在 250 cm^2 以内(面积过大效果不佳)。

1.4.3.4 激光用于创面治疗的适应证与禁忌证

(1)适应证　①临床多科室的各类急性创面，包括烧烫伤、冻伤创面、手术后创面等；②预防与控制创面感染，防止创面脂肪液化；③各类微创腔镜术口及小儿造瘘等创面；④糖尿病溃疡、压疮、血管性疾病引起的溃疡、放射性溃疡等慢性溃疡创面。

（2）禁忌证　严重心脏病、肝肾功能不全以及孕妇腰腹部、月经期女性盆腔部位、有出血性和凝血疾病、光过敏者禁用。

点阵激光治疗中可能出现的不良反应有术中不适（疼痛）、红斑、水肿、感染、炎症后色素沉着、瘢痕、痤疮样皮疹等。疼痛与激光的能量和作用时间有关，也离不开患者耐受程度的因素。

1.4.4　光照治疗临床应用研究

近年来，随着 LED 技术的发展，可见光治疗在临床的应用日趋广泛，而在慢性创面的治疗中，尤以红光波段的应用更为常见。何海燕等发现，连续 1 周的短期红光照射治疗可促进创面愈合，并缓解疼痛症状，但不同人群、不同创面的治疗方案需要进一步具体化。罗青容等在彻底清创后，采用红光照射联合细胞因子生物敷料治疗糖尿病足部溃疡创面后，创面周围红肿消退时间明显短于单纯生物敷料治疗组，这一结果为临床治疗糖尿病足溃疡提供了指导。胡明玉等发现联合红光治疗时，慢性创面的血管内皮细胞生长因子（VEGF）含量明显高于常规治疗组，且创面愈合时间缩短。张鹤等发现，红光照射联合复方黄柏液治疗慢性皮肤创面的疗效明显好于常规治疗组，联合治疗组和常规治疗组患者的平均痊愈时间分别为 12.6 d、16.5 d，两组比较差异有统计学意义。李卉等观察了高能窄谱红光对下肢难愈性溃疡的临床治疗效果，对照组患者使用 TDP 治疗仪进行治疗，观察组使用高能窄谱红光治疗仪进行照射治疗，结果发现，观察组患者创面愈合率和有效率分别为 75.00% 和 92.50%，明显高于对照组（47.06% 和 67.65%）。张兵等采用随机对照试验（RCT）研究观察红光照射治疗糖尿病足溃疡的疗效，结果发现，红光治疗组总有效率 93.3%，而常规治疗组的总有效率 63.3%，提示红光照射治疗可促进糖尿病足溃疡创面愈合。李超等观察了高能红光治疗烧伤后创面、血管性溃疡、糖尿病溃疡、创伤性溃疡及慢性骨髓炎等各种复杂难愈性创面的临床疗效，结果发现应用高能红光照射可减少创面渗出，缓解创面疼痛，消炎、止痒，为创面血管机化、肉芽生长提供更好的条件，联合常规治疗可缩短愈合周期。上述多个研究中，均未出现明显不良反应报告，初步证实了红光治疗促进慢性创面愈合的有效性和安全性，且该方法操作简便，患者的耐受性和依从性均较好。

可见光的光化学效应主要体现在蓝紫光波段，其波长为 400～450 nm，目前研究认为其治疗效应接近于紫外线，但反应比紫外线弱，在临床上有一定的优势。蓝光照射可提高吞噬细胞功能。万睿等采用 LED 蓝光照射治疗耐甲氧西林金黄色葡萄球菌（MRSA）感染创面，结果发现，MRSA 感染创面均完全愈合，细菌培养均未检测出 MRSA，提示 LED 蓝光照射治疗对感染性创面有较好的临床效果。蓝光照射还能提高创面皮肤组织羟脯氨酸含量，从而促进肉芽组织生长及创面愈合。但有研究认为，蓝光治疗虽利于创面肉芽愈合，但愈合后瘢痕增厚较明显，因此关节部位需要早期加强功能锻炼，以减少瘢痕挛缩导致的功能障碍。

Araujo 研究评估不同波长的 LED 治疗 Wistar 大鼠皮肤损伤。LED 是当今的光疗治疗资源，因为它成本较低，被认为是低强度激光治疗创伤的一个很好的替代选择。将 25 只雄性 Wistar 大鼠分成 5 组进行对照：红色 LED（630～780 nm）、绿色 LED（490～565 nm）、蓝色 LED（440～490 nm）和黄色 LED（590～630 nm）及对照组。手术创伤（1 cm^2）24 h 后 5 d 内持续应用 LED 治疗 6 min。与其他波段相比，红色 LED 具有最佳的抗水肿效果。所有组的创周都减少了，但与对照组及蓝色 LED 组相比，绿色和红色 LED 组减少更显著（$P<0.05$）。创面愈合最好的结果是绿色 LED 组，最差的是蓝色 LED 组。使用红色、绿色、黄色和蓝色非平行 LED 光疗改善了创面愈合过程，主要是红色波长光。在改善创面愈合物理疗法中采用非平行 LED 光疗，与低能量激光治疗相比成本较低，也得益于照射面积更大（表 1.1）。

表 1.1 光动力疗法治疗慢性创面的 RCT 研究总汇

研究对象	研究设计							研究结果	参考文献
	研究类型	对照治疗	PDT 波长	PDT 流量	PDT 频次	观察时间	主要终点		
20 例：32 处下肢慢性静脉溃疡	双盲、随机、安慰剂对照	1% 磺胺嘧啶银	660 nm 和 890 nm（LED）	每点30s，整个创面	每周 2 次	90 d	创面愈合率；平均创面缩小速度	光动力促进创面愈合；光动力治疗愈合速度更快	Caetano 等
14 例：23 处下肢慢性静脉溃疡	双盲、随机、安慰剂对照	1% 磺胺嘧啶银	660 nm 和 891 nm（LED）	每点30s，整个创面	每周 2 次	90 d	溃疡肉芽生长率；创面愈合率	光动力促进肉芽生长和创面更快愈合	Minatel 等
32 例：16 例下肢静脉溃疡、16 例糖尿病足	随机、安慰剂对照	光疗无光敏剂	570 ~ 670 nm	共50 J/cm^2	1 次	90 d	治疗前后创面细菌负荷量；创面面积变化	光动力能够减少细菌负荷	Morley 等

续表 1.1

研究对象	研究设计							研究结果	参考文献
	研究类型	对照治疗	PDT 波长	PDT 流量	PDT 频次	观察时间	主要终点		
16 例: 25 处糖尿病足或下肢溃疡	双盲、安慰剂对照	10 mW/cm^2	400 ~ 800 nm	180 mW/cm^2	每天 2 次 每次 4 min	12 周	创面愈合率; 平均创面缩小面积	光动力组和对照组创面愈合率分别为 90%、33%; 创面面积分别减少 89%、54%	Landau 等
23 例: Ⅰ、Ⅱ级慢性糖尿病足溃疡	双盲、随机、安慰剂对照	传统治疗	685 nm (激光)	10 J/cm^2	每周 6 次, 连续 2 周之后隔日 1 次至痊愈	创面完全愈合或观察期达 20 周	创面愈合率; 平均创面缩小面积	光动力促进创面愈合; 光动力治疗 4 周后创面显著减小; 20 周时光动力组大部分患者痊愈; 平均愈合时间缩短	Kaviani 等

创面光子治疗规范

1.4.5 光照治疗对创面愈合影响的作用机制

光照治疗(phototherapy)是指应用日光或是特定波长的人工光源(例如激光)来治疗疾病的方法。近年来光照治疗在创面治疗领域有广泛的应用,为急慢性创面的治疗提供了新途径。光照治疗对创面影响的具体机制目前仍不清楚,但其疗效是肯定的。下面是目前比较明确的几种作用机制。

其一,线粒体是产生能量及新陈代谢的主要场所。Karu 发现,细胞线粒体对低强度激光照射十分敏感,线粒体呼吸链上的细胞色素 C、B 等能选择性地吸收红光和近红外线,细胞色素 C 氧化酶(CCO)是电子呼吸链的组成部分之一,CCO 活化后,使得电子传递链耦合加强,加速电子传递,从而促进 ATP 的合成,细胞膜的离子泵活动增强,细胞内环磷腺苷浓度增加,从而引起 RNA 和蛋白质合成增加等一系列的生物效应。Lim 证实,波长为 670 nm 的 LED 光能有效增强糖尿病小鼠肾脏 CCO 的活性,使 ATP 生成增多,提高钠钾泵的活性,改善肾功能。

其二,CCO 中心含有 2 个亚铁血红素(α 和 α3)及 2 个铜离子(CuA 和 CuB),当 α3 和 CuB 形成的结构处于还原状态时可与氧发生氧化反应生成水。体内多种物质(如 NO、CO 等)可与氧竞争,可逆性地与线粒体的 CCO α3-CuB 位点结合,从而抑制线粒体的氧化呼吸链。Karu 等在 HeLa 细胞贴壁试验中,发现低强度激光可以促进细胞贴壁,而 NO 可以抑制这种作用,他们由此提出低强度激光可以通过断开 NO 与 CCO 的结合而恢复线粒体的呼吸功能。

其三,低强度激光照射细胞后,NO 除了从 CCO 解离,还能从存储于其他细胞的胞内成分(如亚硝基血红蛋白和硝基化肌红蛋白)释放。由于红细胞随血流不断在治疗区域内流动,NO 能不断从血红蛋白中释放。解离出来的 NO 作用于鸟苷酸环化酶(GC),形成 cGMP 使肌球蛋白磷酸化,血管平滑肌细胞舒展引起血管扩张,改善局部微循环、增加氧供。细胞水平研究表明,低强度激光可以显著增加血管内皮细胞和平滑肌细胞的一氧化氮合酶表达和 NO 水平。Mittermayr 等发现,低强度 He-Cd 激光(波长 441 nm)可使亚硝基血红蛋白(NO-Hb)分解释放出 NO。Zhang 等发现,低强度近红外激光(波长为 670 nm)可以通过依赖于一氧化氮合酶和非依赖于一氧化氮合酶的两种方式增加心肌细胞的 NO 水平。这些研究均表明,低强度光照射创面可以通过改善局部循环而促进创面愈合。

其四,活性氧类(ROS)是线粒体氧化代谢的正常产物,并且是信号转导通路的重要信号分子,调控核酸及蛋白质的合成、酶的活化、细胞周期程序等。Chen 等的实验研究证实应用低能量激光疗法(LLLT)后,ROS 合成增多,细胞氧化反应能力增强,并引起整个细胞的氧化还原电位变化,激活信号转导通路,引发一系列级联反应,包括 NF-κB、活化蛋白 1、活化转录因子-反应结合蛋白、P53、低氧诱导因子-1 的活化。NF-κB 是一种调控多种基因表达的转录因子,可调节多种细胞因子、炎症介质和生长因子的合成、分泌,从而调节细胞的生物学功能,如炎症反应、应激反应等。LLLT 可通过改变细胞因子或生长因子的水平间接作用于创面,促进其愈合。Gavish 等采用波长为 780 nm、能量密度为 2.2 J/cm^2 的 LED 光照射鼠巨噬细胞 2 h,使单核细胞趋化蛋白 1、IL-1a、IL-1b、IL-6、IL-10 的表达水平明显降低,表明 LLLT 在创面愈合早期能缓解炎症反应。Hou 等采用波长为 635 nm、能量密度为 5 J/cm^2 的 LED 光照射骨髓间充质干细胞,明显促进 VEGF 和神经生长因子的生成,这两种生长因子在血管重塑过程中发挥关键作用,LLLT 通过调节生长因子的水平在血管新生和肉芽生长中发挥作用。

由此可见，光照治疗可以从多个层面促进创面愈合。

1.4.6 光照治疗的作用与临床应用

1.4.6.1 光照治疗的抗菌作用

抗生素杀菌是通过损伤细菌DNA、阻断DNA合成或者抑制蛋白质合成等途径实现的。随着抗菌药物的广泛应用，越来越多的细菌出现耐药性。因此，光照治疗的杀菌作用得到了人们的关注。一般认为，单色光对生物系统的作用，可以分为热损伤效应、光动力效应(photodynamic effects，PDE)和光生物调节效应(photobiomodulation，PBM)。

(1)热损伤效应的在体抗菌作用　Jawhara等用光学标记的大肠杆菌研究了高强度激光(high intensity laser，HIL)(810 nm，6.5 W/cm^2，20 s、30 s和40 s)对大肠杆菌感染的大鼠皮肤创面的杀菌效应，发现HIL会引起皮肤温度升高，杀菌效果随着HIL的剂量增加而增加，260 J/cm^2的HIL 48 h后可以完全灭菌。李万红发现，使用1 320 nm半导体激光光源及石英光纤将激光引入模拟根管，发现激光杀菌率随照射时间的增加而增强，当照射时间延长到5 min时，可杀灭绝大部分的实验细菌。

(2)PDE的抗菌作用　Hamblin等利用光学标记的大肠杆菌研究了精心设计的PDE(660 nm)对大肠杆菌感染的小鼠皮肤创面的杀菌效应，发现杀菌效果随着光剂量的增加而增加，且PDE并没有损伤创面。他们随后还研究了PDE对细菌感染的创面、烧伤和脓肿的杀菌作用，发现了类似的效应，即细菌被杀死，挽救小鼠避免因脓肿而死亡，创面的愈合也得到改善。无论是HIL的热损伤效应，还是PDE，它们在杀菌的同时可能会引起周围细胞的损伤或功能低下。因此，这两种方法在临床中的应用受到了限制。有研究发现PBM不会引起其他细胞的损伤，有广阔的应用前景。

(3)PBM的杀菌作用　PBM杀菌作用主要有两种方式，一种是通过降低细菌的耐药性辅助抗生素的杀菌作用，一种是恢复机体自身的杀菌能力。杨小燕等的研究表明，低强度激光(low intensity laser，LIL）可使耐药菌耐药性下降，但指出，尚不能明确是否可降低至敏感或中敏。杨小云等发现，铜绿假单胞菌对 LIL 有一定适应性，低剂量可以降低耐药性，但剂量的进一步增加则无效。显然，LIL 对细菌耐药性的降低有一定的局限性。

多形核中性粒细胞（polymorphonuclear neutrophils，PMN）是机体抵御细菌、真菌或衣原体等病原微生物入侵的第一条防线，在非特异性细胞免疫系统中起十分重要的作用。PMN 通常通过呼吸爆发产生的活性氧（ROS）杀菌。最近 Brinkmann 等发现，PMN 还可以通过形成中性粒细胞胞外菌阱（neutrophil extracellular traps，NET）的方式来杀菌。通过产生 NET 方式杀菌的 PMN 会死亡，导致血中的 PMN 减少。王琳等用健康家兔下腹部制作轴型血管皮瓣，并用金黄色葡萄球菌建立了家兔感染性皮瓣模型。他们发现氦氖激光（0.35 mW/cm^2）照射 15 min 可以显著减轻红肿，减少创面处 PMN。另有研究显示，观察氦氖激光（0.3 mW/cm^2）诱导牛 PMN 产生呼吸爆发的信号通路，结果表明，蛋白酪氨酸激酶在诱导呼吸爆发过程中起重要作用，蛋白酪氨酸激酶（protein tyrosine kinases，PTK）-磷脂酶 C（phospholipase C，PLC）-蛋白激酶 C（protein kinase C，PKC）-烟酰胺腺嘌呤二核苷酸磷酸（nicotinamide-adenine dinucleotide phosphate，NADPH）氧化酶这一信号转导途径可能参与了激光诱导呼吸爆发产生的过程。因此，LIL 至少可以通过 NADPH 氧化酶促进中性粒细胞产生 NET，通过这种间接方式杀灭细菌。

1.4.6.2 不同波长的光在创面治疗方面的应用

（1）紫外线　尤其是短波紫外线（UVC），有显著的促进皮肤创面修复及抗菌作用，对急性及慢性创面均有疗效。王朝亮等采用低压冷光紫外线局部照射创面，结果显示，光照组的血管内皮细胞生长因子（VEGF）表达水平及创面回缩率均高于非光照组，表明紫外线能诱导创面肉芽组织 VEGF 的表达，并通过促进肉芽组织高表达 VEGF，加快创面愈合；张丽等应用短波紫外线照射老年人慢性难愈合创面共 106 处，结果提示 UVC 治疗老年人慢性难愈合创面疗效显著，病灶所处解剖部位是影响 UVC 治疗剂量的重要因素，而病变分期是影响创面愈合效果和时间的主要因素。然而有研究发现，长时间累积紫外线（UV）辐射最终会导致皮肤光老化及光致癌，且UV治疗剂量常需要根据临床经验渐进性选择和调整，剂量-效应关系无法明确，具有很大的随机性及不确定性，目前尚无法规范化应用，因此本实验未选择紫外线为研究对象。

（2）红光　红光具有促进细胞生长和增殖、减轻炎症反应、改善血液循环、诱导胶原沉积等作用，已经广泛应用于组织损伤、烧伤创面、炎症、疼痛等治疗领域。贾丹兵等采用红光照射创面后发现，机体血液中血管内皮细胞生长因子（VEGF）、血小板衍生生长因子（PDGF）、转化生长因子 β_1（transforming growth factor-β_1，TGF-β_1）、碱性成纤维细胞生长因子（bFGF）等含量均明显升高，并且与红光照射剂量呈现一定剂量的依赖关系，进一步研究表明PDGF，TGF-β_1可以通过促进VEGF的合成分泌，间接加速血管生成和创面愈合。李国华等对30例难愈合创面使用红光对创面进行治疗，结果显示窄谱红光有加速肉芽组织生长和促进创面愈合的作用。

（3）远红外线　远红外线具有扩张微细血管、增加组织血流量、增强代谢、调节机体失衡、促进组织修复等多种生物学作用。姜平等在远红外线照射对实验性皮瓣成活的研究中发现，远红外线照射组的皮瓣近端、远端微血管开放率，流动微血管直径和流速以及皮瓣的成活率均高于对照组（$P<0.05$），说明远红外线能扩张微血管，改善微循环，增加皮瓣血流量，提高皮瓣成活率。谢越峰等应用bFGF结合远红外线治疗烧伤创面，提示远红外线联合bFGF有利于提高创面愈合率及临床总有效率，使愈合时间显著缩短，瘢痕评分降低。

远红外线除了具有热效应外，还会对机体产生光生物刺激作用。Hsu等发现，远红外线可以诱导早幼粒细胞白血病锌指蛋白发生核易位，达到保护血管内皮、维持血管内皮功能的目的。此外，远红外线疗法通过调控一氧化氮介导的生物学效应增强大鼠皮肤的微循环。这些作用的分子机制是光热效应无法解释的，因此远红外线促进创面愈合的作用机制中还包括光生物刺激作用。Chiu等研究发现，远红外线通过增强自噬小体活性，抑制相关炎性小体，促进烧伤创面愈合。Toyokawa 等应用远红外线对大鼠创面进行局部照射，结果发现远红外线照射组创面愈合速度明显快于对照组。组织学结果显示，远红外线可以增强创面胶原的再生能力，增加创面成纤维细胞分泌转化生长因子，说明远红外线疗法具有促进创面愈合、改善创面愈合质量的作用。

（4）毫米波　毫米波是微波的一种，能促进机体的新陈代谢，改善局部组织微循环，增强巨噬细胞的吞噬活性，从而起到消肿、促使创面愈合的作用。赵超莉等在实验中证实，微波作用于大白鼠深二度烫伤后金黄色葡萄球菌感染创面模型，具有显著抗感染、促进创面愈合的作用；段瑛等应用多功能微波治疗仪对门诊换药患者的创面进行治疗，发现微波治疗能抑制创面细菌生长，减少创面渗出，促进水肿吸收，促进创面愈合、缩短愈合时间，尤其对于烫伤创面渗出有良好的治疗作用。

综上所述，红光、红外线、微波在作用范围内具有增加创面血液循环、促进创面愈合、减少细菌定植等作用（表 1.2）。

而激光在创面愈合中还有一项能力，就是利用激光微创治疗能力对下肢静脉瘀积性溃疡进行治疗。采用溃疡周围交通支静脉、皮瓣下穿支静脉激光光凝、溃疡周围交通支静脉缝扎术，并对 7 例合并深静脉瓣膜功能不全者同时行小切口瓣膜修复。术后患肢加压包扎、溃疡局部清洁换药，促进愈合。35 例患者术后 1 个月下肢曲张浅静脉完全消失，溃疡均明显好转；术后 3 个月溃疡完全愈合 22 例，治愈率 62.9%；术后 6 个月溃疡完全愈合 32 例，治愈率 91.4%；术后 1 年 35 例患者溃疡全部愈合，下肢静脉无曲张，均达到临床治愈标准。术后随访溃疡复发：术后 1～2 年 7 例无复发；术后 3～5 年 12 例无复发；术后满 5 年以上者 16 例，其中 15 例获得随访，1 例失访，1 例术后 7 年死于急性心肌梗死，1 例术后 6 年复发。说明激光微创治疗溃疡周围异常反流的交通支静脉，辅以点状切开缝扎或结扎溃疡交通静脉的方法，可用于下肢静脉瘀积性溃疡的治疗，中远期疗效较好（图 1.7）。

表 1.2　各类光对创面的影响

创面	红光	绿光	黄光	蓝光	紫外	激光
急性炎症	调节	调节	调节	调节	—	—
慢性炎症	正常	正常	正常	正常	—	—
肉芽生长	调节血管新生	调节血管新生	调节血管新生	±	±	±
再上皮化	加强	加强	加强	加强	加强	加强
瘢痕成熟	—	—	—	有效	有效	有效
水肿	减轻	减轻	减轻	减轻	减轻	减轻
组织连接	—	—	—	—	—	+

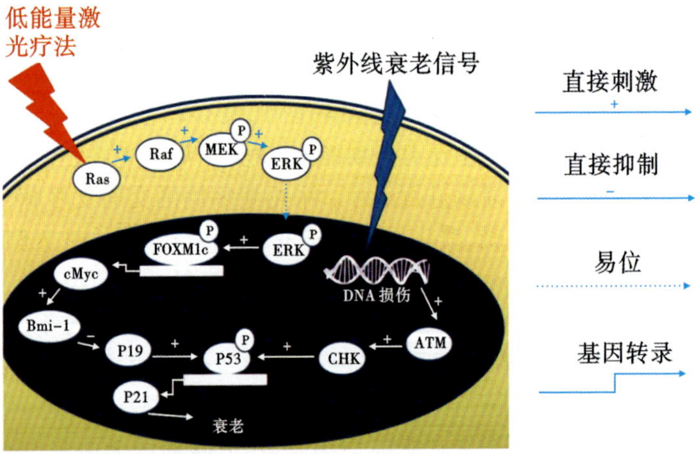

图 1.7　用于 LLLT 保护细胞免受紫外线的信号转导途径的模型(诱导衰老)

1.4.7　急性创面的光照治疗

患者创伤后进行手术治疗的切口常会出现愈合不良等情况，不良情况常有裂开、感染、积液、红肿等情况，会影响患者痊愈。光子治疗仪用于烧伤创面治疗是一个全新的疗法。操作简单、无创、无污染、安全可靠、经济,能够提高临床疗效,缩短创面愈合时间,具有很高的临床使用价值,值得临床推广。有人将收治的64例患者分为对照组和治疗组,对照组患者给予常规的换药处理,治疗组在此基础上应用光子治疗仪进行治疗,以探讨光子治疗仪促进手术切口愈合的疗效。所有患者受伤后均给予外科创伤缝合处理,并嘱患者2~3 d进行1次换药。对照组患者给予常规的换药处理。治疗组在此基础上应用红光光子治疗仪进行治疗,将光斑对准患者的切口部位,患者无不适感应后持续治疗20~30 min,1~2次/d。如患者为大范围切口,则给予分区域治疗。其结果治疗组切口愈合时间、切口愈合情况明显优于对照组,差异有统计学意义($P<0.05$)。说明光子治疗仪可促进患者的切口愈合,避免切口发生感染等并发症,值得临床推广应用(表1.3)。

表1.3　急性创面光照治疗参数

项目	红外线	红光	蓝光	其他可见光	紫外线	激光
波长	760 nm~1 mm	622~760 nm	45~450 nm	492~577 nm	190~400 nm	无
时间	10~15 min	10~15 min	10~15 min	10~15 min	无	无

有学者选取2012年1月至2014年12月间114例烧伤患者,将其分为对照组和治疗组,各57例。对照组进行常规治疗和护理,观察组在对照组治疗基础上应用高能窄谱红光治疗仪照射治疗。对两组患者的疗效及疼痛评分进行比较,结果显示,对照组深二度烧伤创面完全愈合时间为(26.2±4.4)d,治疗组为(21.5±3.8)d,差异有统计学意义($P<0.05$);对照组深二度烧伤创面疼痛评分为(3.2±0.9)分,治疗组照射前为(2.5±08)分,照射后为(1.3±0.4)分,对照组与治疗组照射前后比较,差异有统计学意义($P<0.05$),

应用高能窄谱红光照射治疗深二度烧伤创面能够明显促进创面愈合，减轻创面疼痛，值得临床推广应用。

总之，在急性创面，红光光子治疗主要作用包括：①减少创面渗液与感染；②减轻创面疼痛；③促进肉芽组织生长，加速烧伤创面愈合；④促进供皮区上皮生长。

【典型病例 1.1】

患儿男性，13 岁。诊断：右小腿热水袋烫伤，创面面积 4 cm^2。就诊于苏州市某医院创面治疗中心。使用仪器清创、光照等治疗，总共治疗时间 29 d，治疗效果见图 1.8～图 1.11。

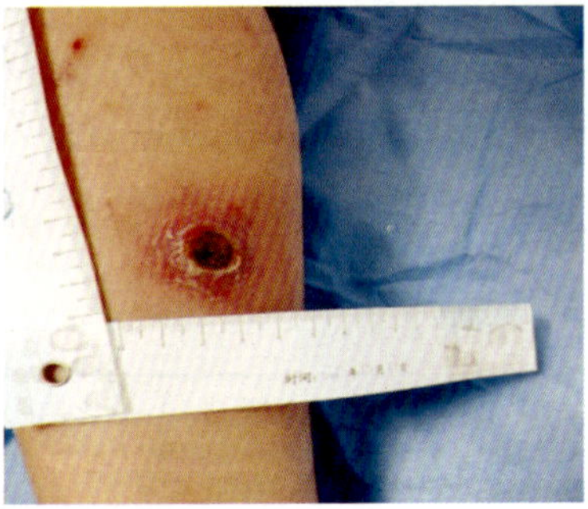

图 1.8　治疗第 1 天

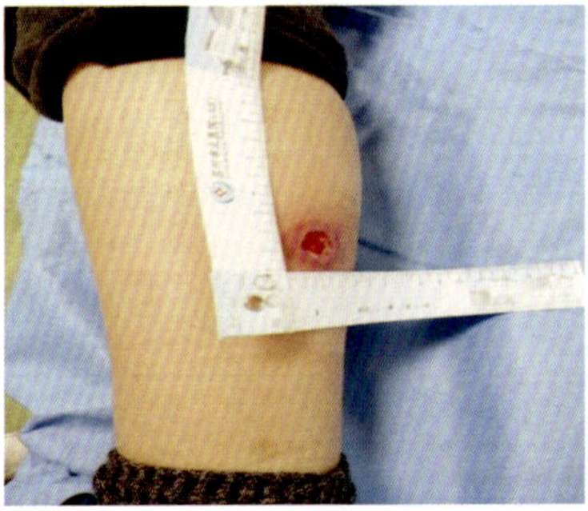

图 1.9　治疗第 3 天

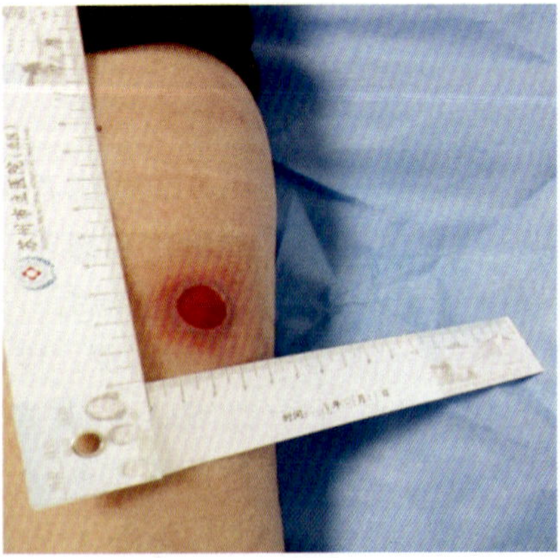

图 1.10　治疗第 14 天

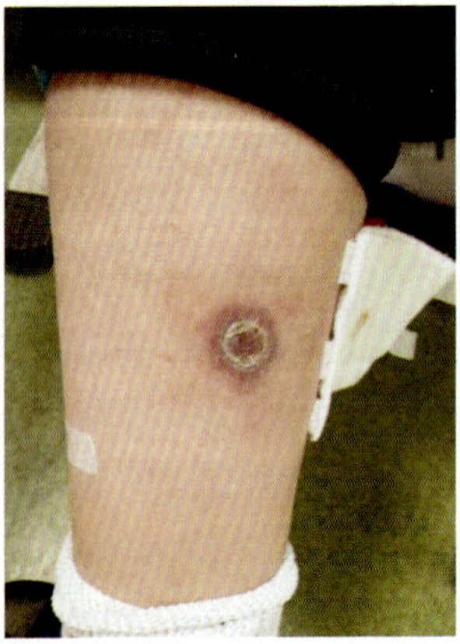

图 1.11　治疗第 29 天

1.4.8 慢性创面的光照治疗

最常见的慢性创面包括静脉性疾病腿部溃疡、糖尿病足溃疡以及压疮等。局部性、全身性以及医源性因素均会影响创面愈合，使慢性、难愈性创面增多。利用光的作用可以辅助其他技术，对慢性创面，甚至是难愈创面有一定疗效，包括直接愈合、提供良好的创面床等。

对于慢性皮肤溃疡，激光可以通过静脉内照射、激光清创和激光生物刺激等3种方式治疗，具体表现在：①激光静脉内照射，局麻下，应用810 nm或980 nm激光进行静脉内照射，用于治疗静脉逆流引起的静脉曲张。照射后B超和多普勒双重扫描检查随访。②激光清创，局麻下，用功率为20～25 W的连续980 nm激光照射创面30 min，清创后创面用含脂敷料包扎固定。③激光生物刺激，人体和细胞学实验结果显示，660～1 047 nm范围的激光照射，可促进创面愈合，具有止痛、杀菌、促进肉芽组织和增加微血管血流量的功能。并提示其中氧自由基也起主要作用。

2008年，有人为评价氦氖激光治疗顽固性皮肤溃疡的疗效，纳入36例皮肤溃疡患者，分为治疗组25例（37个溃疡面）和对照组11例（21个溃疡面）。共有溃疡面56个，其中，内外踝小腿溃疡32个，髋关节、骶尾部溃疡6个，手背、前臂溃疡13个，腰部、颈背部溃疡5个；病种包括术后切口感染、外伤创面不愈、烧伤后创面化脓感染、骨髓炎、吸毒患者的创面等。治疗组采用局部清创和外敷药物的同时应用氦氖激光照射治疗。氦氖激光治疗仪波长632.8 nm，输出功率10 mW，光纤头垂直于溃疡面照射，光源距离溃疡面1～3 cm，其能量密度约为1.42 mJ/cm^2。每次照射15～20 min，每日1次，10次为1个疗程，疗程间隔5 d。溃疡面积较大者采用分点分块依次照射。照射完毕后用呋喃西林油纱布覆盖溃疡面，对照组除不用激光照射外，局部清创和外敷药物同治疗组，且每日换药1次。两组患者在治疗期间停用其他一切药物治疗，并在治疗20 d后进行疗效对比。结果显示治疗组的痊愈率、有效率和平均痊愈时间明显优于对照组($P<0.05$)。表明氦氖激光照射治疗顽固性皮肤溃疡可提高疗效,缩短病程,且未发现不良反应。

利用红光对于74例下肢难治性溃疡患者,分为对照组34例和观察组40例。对照组患者使用TDP治疗仪进行治疗,观察组使用高能窄谱红光治疗仪进行照射治疗。使用之前先进行10 min预热,充分暴露创面,辐射头在距离创面30~50 cm处进行照射,每个照射野照射时间为30 min,温度以患者感到温热为宜。照射结束后以0.1%湿纱布进行敷盖。每日1次,10 d为1个疗程,疗程与疗程之间休息7 d。对两组患者治疗效果进行评价,并观察两组患者不良反应发生情况。结果发现,观察组患者分别有75.00%和92.50%达到临床痊愈或有效,明显高于对照组(47.06%和67.65%),两组比较差异有统计学意义($P<0.05$)。两组患者均未发现明显不良反应。说明下肢难治性溃疡患者采用高能窄谱红光进行治疗有利于患者康复,是一种安全而有效的治疗方法,且该方法操作简单,值得推广。

另外,对于压力性损伤,根据现有的临床观察,利用红光的光子照射后能有效减少Ⅲ度压疮创面的炎性分泌物,改善局部潮湿环境,减轻创周红肿与创面疼痛,缩短溃疡愈合时间,从而有效缩短住院时间。对于静脉淤积性溃疡,红光治疗有助于增强静脉血管内皮细胞活性,促进血管内皮细胞生长的相关基因表达上调等,还增加照射局部的毛细血管密度、增宽血管管径、加快血流速度、改善血管通透性。对于糖尿病引起的溃疡,光子治疗能通过改善血液循环,促进肉芽组织生长治疗糖尿病足。其机制还包括对淋巴细胞的再循环,活化患者机体免疫系统,以达到消肿及防治感染、缩短创面愈合时间,缓解疼痛的目的。同时,它可能有促使红细胞内血红蛋白、内皮细胞释放一氧化氮,使血管扩张、微循环加速。甚至有研究证实,高能窄谱红光具有刺激机体间充质干细胞增殖与分化,神经组织与血管内皮细胞再生,组织生长因子浓度升高等。加之,红光光子治疗价格低廉,操作方便,有助于减轻糖尿病足患者的经济负担和身心痛苦,在慢性难愈创面治疗中是一项较好的非手术辅助创面治疗技术。

【典型病例 1.2】

患者女性,52 岁。诊断:背部脓肿切开术后,植皮术后,糖尿病;创面面积 50 cm^2。就诊于苏州市某医院创面治疗中心。使用超声清创仪、光子治疗仪等治疗 44 d,治疗效果见图 1.12 ~ 图 1.15。

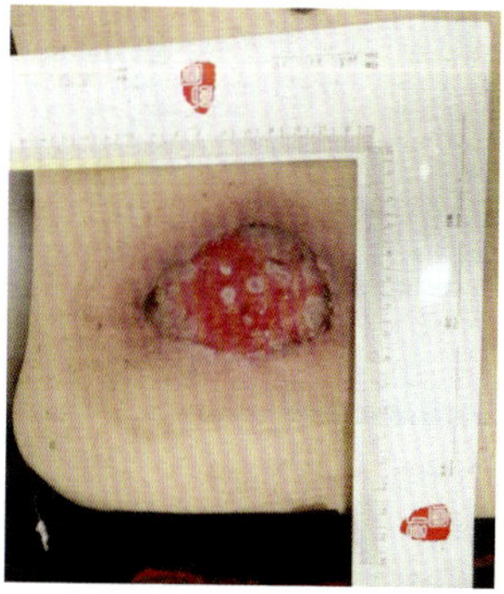

图 1.12　治疗第 1 天

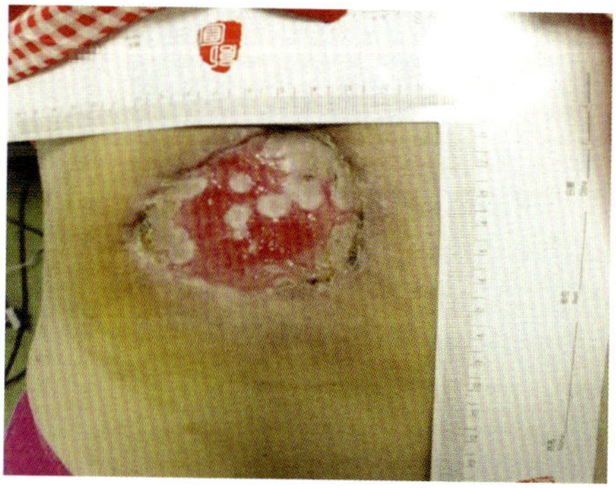

图 1.13　治疗第 4 天

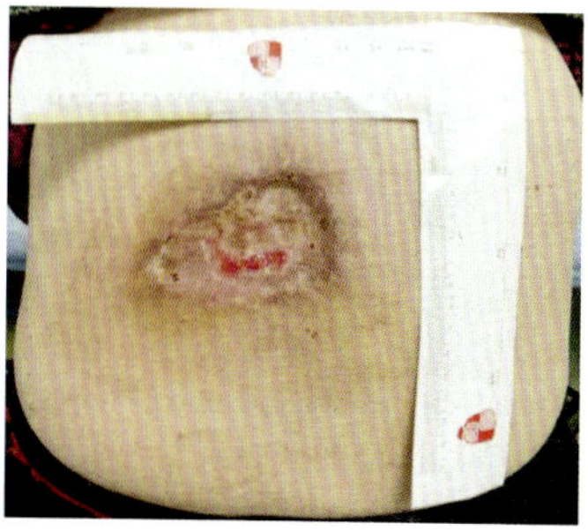

图 1.14　治疗第 22 天

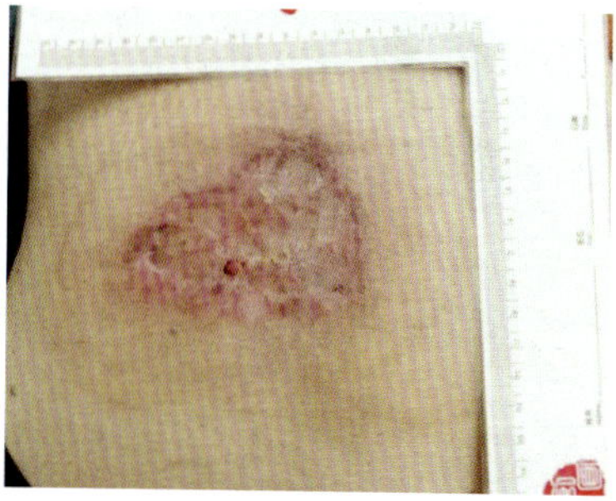

图 1.15　治疗第 44 天

【典型病例 1.3】

患者男性,80 岁。诊断:右下肢静脉性溃疡,创面面积 50 cm^2。就诊于苏州市某医院创面治疗中心。使用超声清创仪、光子治疗仪等治疗 34 d,治疗效果见图 1.16 ~ 图 1.19。

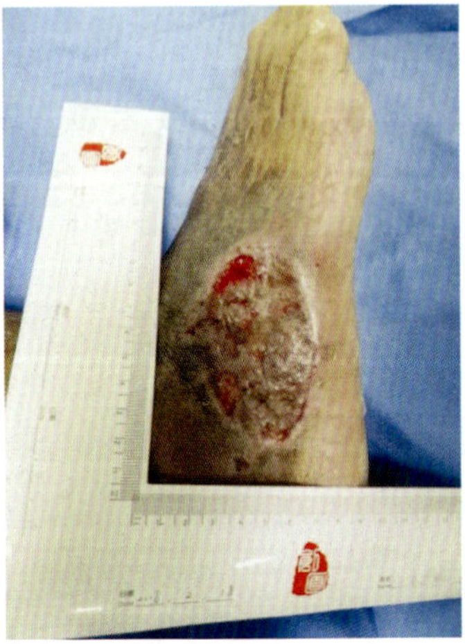

图 1.16　治疗第 1 天

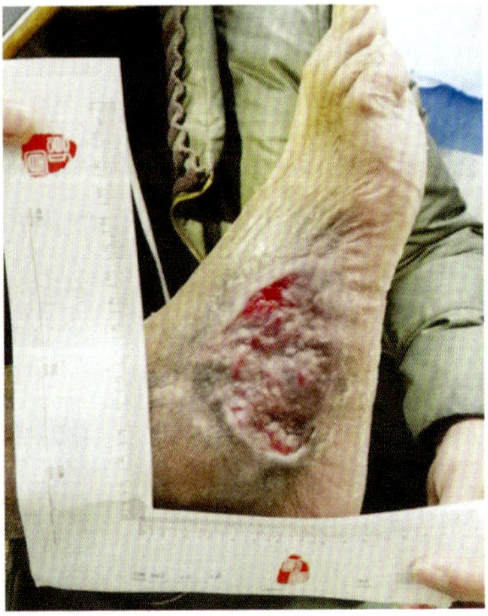

图 1.17　治疗第 8 天

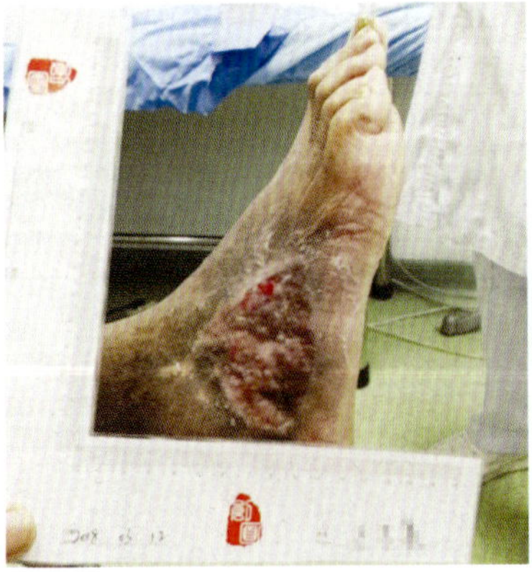

图 1.18　治疗第 24 天

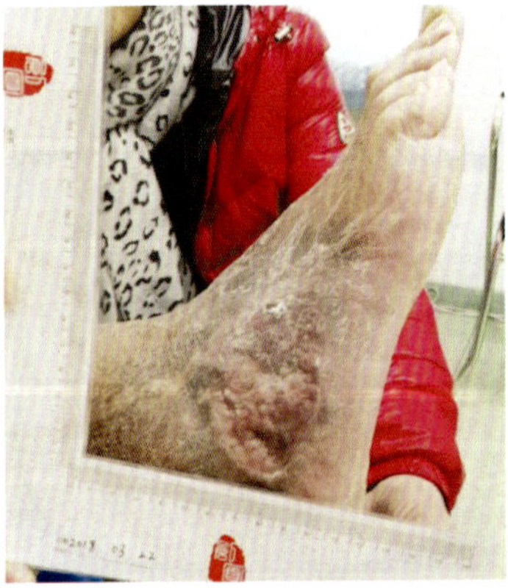

图 1.19　治疗第 34 天

【典型病例 1.4】

患者男性，77 岁。诊断：医疗器械压力性损伤，创面面积 5 cm^2。就诊于苏州市某医院创面治疗中心。使用超声清创仪、光子治疗仪等治疗 33 d，治疗效果见图 1.20 ~ 图 1.23。

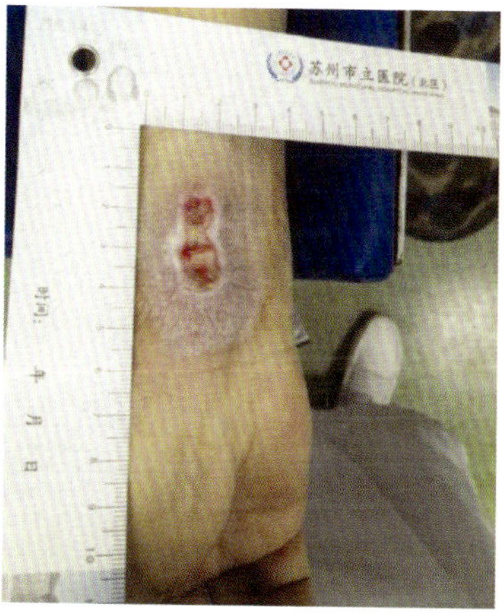

图 1.20　治疗第 1 天

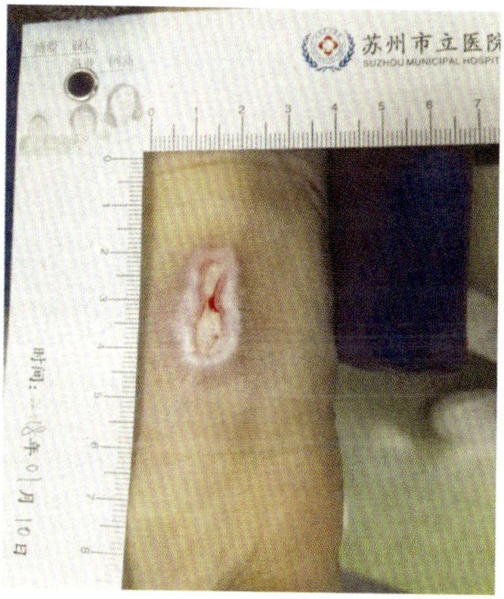

图 1.21　治疗第 14 天

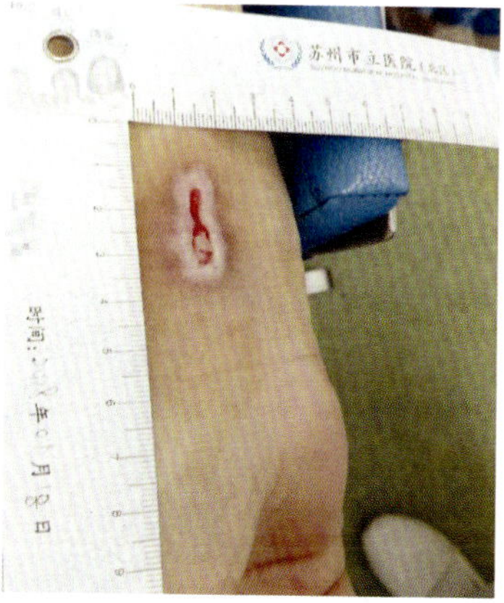

图 1.22　治疗第 22 天

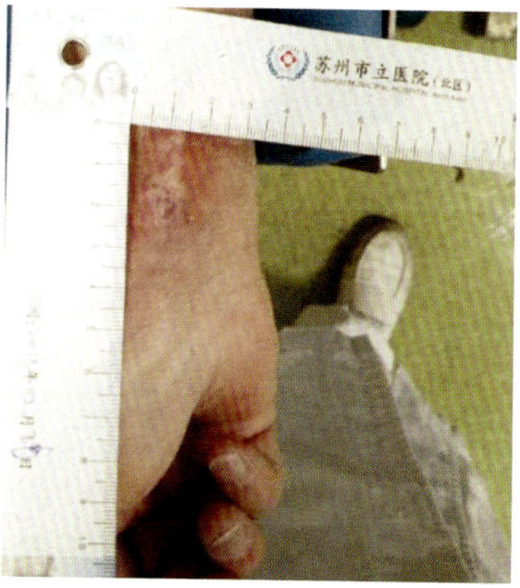

图 1.23　治疗 1 个月后复诊

【典型病例 1.5】

患者男性,成人,阴囊皮肤溃疡 6 d。2018 年 7 月 16 日入院。治疗方法:红蓝光治疗仪+磺胺嘧啶银油纱+水胶体。治疗效果见图 1.24～图 1.28。

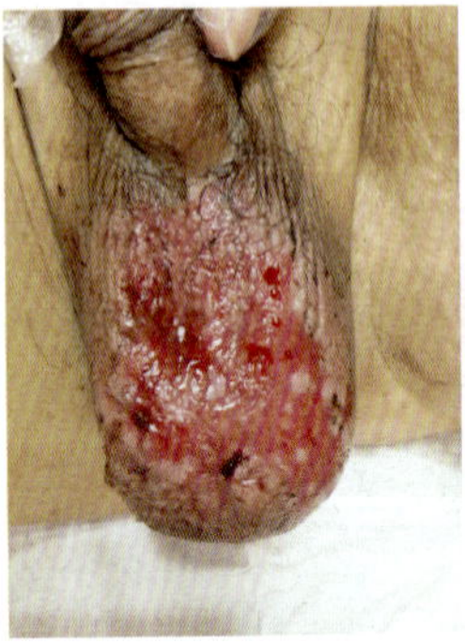

图 1.24　入院治疗第 2 天

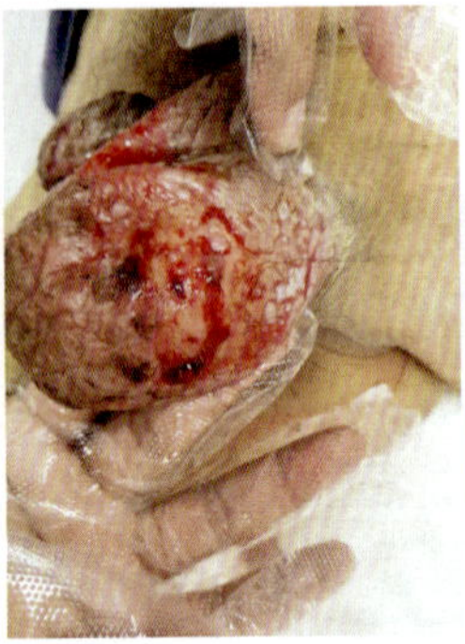

图 1.25　入院治疗第 3 天

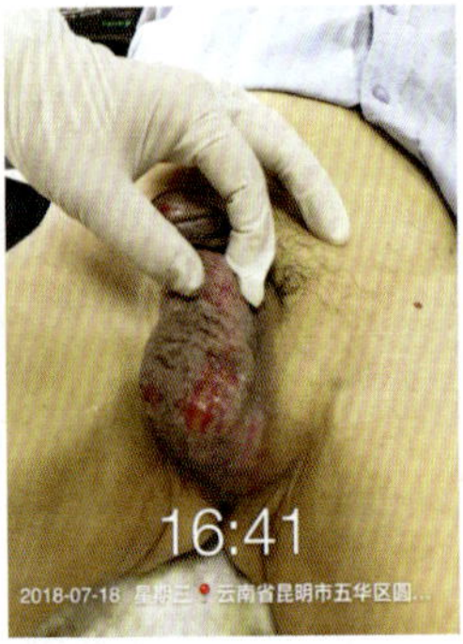

图 1.26　入院治疗第 5 天

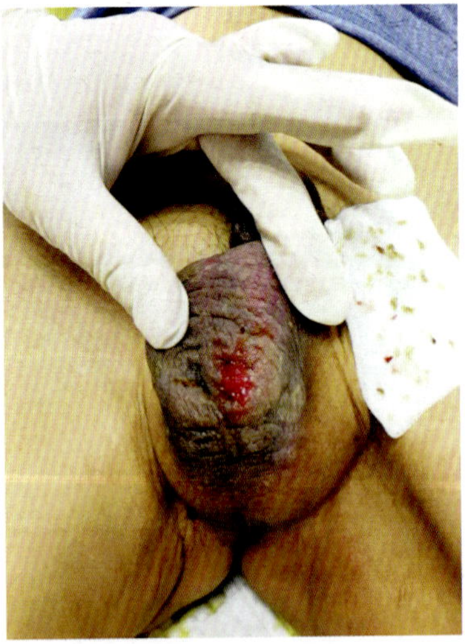

图 1.27　第 8 天出院时外观

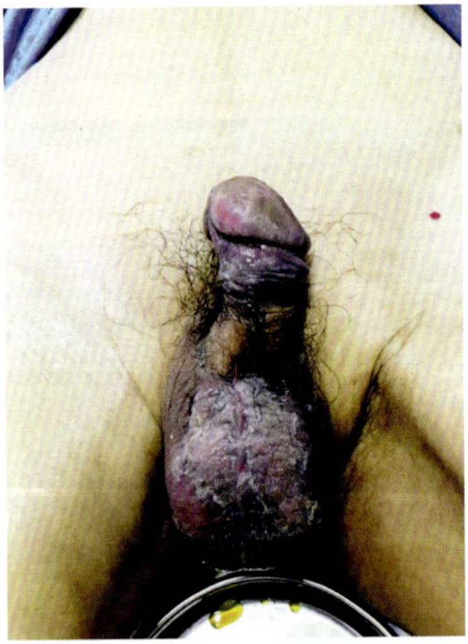

图 1.28　痊愈后外观

有人观察氦氖激光治疗皮肤慢性溃疡的临床疗效。选取 126 例皮肤慢性溃疡患者，按数字表法分为两组，观察氦氖激光治疗皮肤慢性溃疡的有效率，进而评价氦氖激光治疗皮肤慢性溃疡的临床疗效。对照组 60 例，溃疡面积(1 cm×1 cm)～(5 cm×8 cm)；外伤性溃疡 16 例,感染性溃疡 29 例,糖尿病性溃疡 12 例,放射性溃疡 3 例。治疗组 66 例,溃疡面积(1 cm×1 cm)~(6 cm×7 cm);外伤性溃疡 18 例,感染性溃疡 31 例,糖尿病性溃疡 13 例,放射性溃疡 4 例。对照组 60 例采用常规清创湿敷换药治疗,治疗组 66 例在对照组基础上加用氦氖激光治疗。结果显示对照组有效率 51.7%,治疗组有效率 92.5%,治疗组疗效优于对照组,差异有统计学意义($P<0.01$)。证明氦氖激光治疗皮肤慢性溃疡可显著提高疗效,且该治疗方法简单安全,无不良反应,患者易于接受。

有学者对 2012 年 1 月至 2013 年 1 月住院的 88 例创伤患者的创面进行短期红光照射治疗,纳入标准:病程>1 个月;年龄 18~70 岁;创面类型包括创伤后创面、糖尿病足创面、静脉性溃疡和压疮;创面无活动性出血,无血管、神经、肌腱及骨组织裸露者;患者同意参加本试验,并签署知情同意书;未接受化疗、放疗等影响创面愈合的特殊治疗;无过敏史。排除标准:年龄<18 岁或>70 岁;严重的心、脑、肺、肝、肾功能不全;妊娠期或哺乳期女性;严重感染创面;活动性出血的创面;恶性溃疡创面、特异性感染创面(如结核、真菌及破伤风);≥2 个创面,创面周围有皮肤疾病;严重的低蛋白血症、使用皮质激素者及无法有效控制的糖尿病;研究者认为不宜参加本临床试验者。连续照射 1 周后评价创面愈合情况和疼痛缓解情况。结果创面愈合率为(64.61%±34.44%),总有效率为 79.55%;疼痛缓解率为(62.23%±24.21%),总有效率为 92.05%。治疗后创面面积小于治疗前,疼痛程度较治疗前减轻($P<0.01$)。证明短期红光照射治疗有促进创面愈合和缓解疼痛的作用。

另有学者为比较红光(red light,RL)照射与远红外线(FIR)照射两种物理干预辅助创面治疗的效果及有效作用时间,将 90 例创面患者按照数字表法分为 3 组($n=30$),其中包括急性创面(创面持续时间<14 d 者)24 例、慢性创面 66 例。创面类型:外伤创面 30 例、压疮Ⅱ~Ⅳ期 10 例、术后愈合不良或线头排异 30 例、糖尿病足溃疡 Wagner Ⅰ~Ⅲ级(浅表溃疡—深部溃疡伴感染)5 例、静脉性溃疡 3 例、脓肿引流后创面 12 例。3 组创面的处理方法除物理干预方

法与时间外均相同，分别为 RL 治疗 20 min（RL20 组）、FIR 治疗 10 min（FIR 组）和 RL 治疗 10 min（RL10 组）。治疗后第 7、14、21 和 28 天分别测量创面温度、疼痛计分、创面面积并计算每组创面的缩小率和治愈率，记录愈合时间。结果 3 组创面治愈率比较差异无统计学意义（$P>0.05$），平均愈合时间比较差异无统计学意义（$P>0.05$）。治疗 28 d 后，创面缩小率均大于 50%，提升创面温度 1 ~ 2 ℃，3 组创面患者治疗前后第 7 ~ 28 天疼痛计分均减少 6 分，组内比较差异有统计学意义（$P<0.01$），但组间比较差异无统计学意义（$P>0.05$）。RL 20 组治疗第 28 天创面面积明显缩小（$P<0.01$），FIR 组第 14、28 天创面缩小明显（$P<0.05$）。RL 10 组第 21、28 天缩小明显（$P<0.05$）。证明 RL 与 FIR 辅助创面治疗效果相当，但 RL 治疗具有照射均匀、穿透深度深、操作方便、安全性强等优点。

建议：采用红光照射，功率为 230 mW/cm^2，照射面积 250 ~ 900 cm^2，治疗时间 10 min，距离患处 2 ~ 3 cm，每日 1 次，10 次为 1 个疗程。

1.4.9 创面愈合后瘢痕的光照治疗

创面上皮化并不是创面愈合治疗的终点。大多创面愈合后会遗留有明显的病理性瘢痕，如增生性瘢痕或瘢痕疙瘩等。这些瘢痕引起强烈的瘙痒、疼痛，严重的瘢痕组织使得机体丧失很多功能，如温度调节能力，甚至瘢痕挛缩造成生长发育受限，造成畸形与功能障碍，严重影响患者的生活质量，而且外观的毁损也造成严重的心理创伤，甚至部分瘢痕可再导致溃疡出现。瘢痕的治疗与改善至今尚没有特别有效的手段。目前，针对增生性瘢痕和瘢痕疙瘩的治疗方式主要包括硅凝胶、压迫疗法、激素类药物注射、冷冻治疗、抗肿瘤药物注射、手术切除、激光治疗等。其中，激光治疗瘢痕是 1978 年由 Ginsbach 首次使用，是近年来发展较为迅速的方式，由于其有创伤小、不良反应少等优点，且能有效改善瘢痕的外观、质地、血管增生、色素沉着等问题，越来越多受到关注，并在临床获得广泛应用。激光治疗原理大致分为两类：一类是选择性作用于瘢痕中的血管，抑制微血管形成，达到抑制瘢痕增生，使瘢痕萎缩的作用；一类以热刺激造成瘢痕的可控性损伤，汽化瘢痕，纠正瘢痕凹凸不平的外观，通过创面的再次愈合，取得效果。各种波长激光的投入使用迄今已有近 30 年，最初应用的是普通 CO_2 激光及 Er:YAG 激光，由于复发率较高目前已基本不再使用。现应用较多的包括 585 nm 和 595 nm 脉冲染料激光、剥脱性点阵激光（CO_2 点阵激光、Er:YAG 点阵激光）、非剥脱性点阵激光（1 540 nm 铒玻璃激光等）以及强脉冲光。另外，可调脉宽倍频 Nd:YAG 激光、Q-开关或长脉宽 1 064 nm Nd:YAG 激光也在病理性瘢痕的治疗中有所应用。

1.4.9.1 瘢痕的光治疗情况

（1）脉冲染料激光治疗病理性瘢痕　波长为 585～595 nm 的脉冲染料激光能够选择性地破坏瘢痕浅层的微血管，使血管堵塞，内皮细胞变性坏死，加重缺血缺氧程度，有效地清除增生的血管组织，在一定程度上可抑制瘢痕的过度增长。有人曾对 585 nm 脉冲染料激光治疗病理性瘢痕的所有随机及半随机对照临床试验进行了 Meta 分析，共纳入 6 篇文献，208 个瘢痕，均以 585 nm 脉冲染料激光作为治疗组，空白或其他单一治疗为对照组。Meta 分析提示 585 nm 脉冲染料激光在改善温哥华量表评分方面优于空白对照组，差异有统计学意义（$P<0.001$）。585 nm 脉冲染料激光在改善瘢痕总体情况方面有效，但不能得到在具体改善瘢痕红斑、大小、硬度、弹性等方面有效的结论。Elsaie 曾回顾性分析关于激光治疗病理性瘢痕的临床研究，包括 585 nm、595 nm 脉冲染料激光，1 064 nm Nd:YAG 激光，CO_2 点阵激光，铒点阵激光，非剥脱性点阵激光（1 540 nm 铒玻璃激光）等，认为 585 nm 仍然是治疗病理性瘢痕的金标准。Hultman 等在一项前瞻性的队列研究中发现，无论在主观指标（如患者瘙痒疼痛感），还是客观指标（如瘢痕颜色、大小、硬度）方面脉冲染料激光治疗组都比治疗前有明显改善。

Alster 等提出，585 nm 脉冲染料激光应用 4.5～6.5 J/cm^2 的能量，通过 1～2 次治疗可明显减轻痛、痒等并发症，通过 2～3 次治疗即可减小瘢痕的面积。每次治疗间隔 5～6 周，能取得最佳治疗效果。研究提出,PDL 激光对于充血和红斑明显的增生性瘢痕,特别是1年以内不成熟的瘢痕,能取得更好的治疗效果。在手术后瘢痕的预防方面,研究发现,在术后早期(3周内)开始PDL激光的治疗,能显著改善瘢痕的外观。其机制可能是缩短了手术后切口的炎症阶段,促进了瘢痕成熟,增加了瘢痕的抗张强度。应用595 nm的PDL以5~11 J/cm^2的能量,1.5 ms脉冲持续时间,7 mm直径光斑,能够有效改善不成熟瘢痕引起的刺痛、瘙痒和毛细血管充血形成的红斑。

总之,基于选择性光热作用,波长为585 nm、595 nm的脉冲染料激光(pulsed dye laser, PDL)发射的光被瘢痕中的血红蛋白吸收,产生热凝固性坏死,导致血液灌流不足和组织缺氧,胶原纤维受热,二硫键解离,随后发生胶原纤维重新排列,释放组胺和其他因子影响成纤维细胞的活性,从而抑制和治疗瘢痕。

合适的能量、脉宽及光斑直径对于激光治疗瘢痕尤为重要。低能量脉冲染料激光可能引起前胶原生成率增加,而高能量则会引起严重的局部反应和局部皮肤凝固。因此,建议深肤色患者使用低能量治疗,其治疗能量密度范围控制在3.5~7.5 J/cm^2之间,同时,选择高能量治疗时应选择较小的光斑直径。

PDL治疗最常见的副作用是术后紫癜,会持续数天。也可能发生水肿,但通常在48h内消退。根据治疗面积大小激光术后可使用促进表皮生长及预防感染等外用药物治疗,为减少炎症后色素沉着的风险提倡术后严格防晒。如出现色素沉着,应暂停进一步的激光治疗,直至色素沉着消失。同时,可给予维生素C等加速色素的消退。

(2)点阵激光治疗病理性瘢痕　点阵激光指的是激光器的一种工作模式,而非激光器,凡是激光光束直径小于500 μm,且有规则地排列呈点阵状,即可称为点阵激光。点阵激光主要包括两种,一种是剥脱性点阵激光,如超脉冲CO_2点阵激光、Er点阵激光;另一种为非剥脱性点阵激光,如Nd:YAG点阵激光(1 320 nm、1 440 nm)、Er:Glass点阵激光(1 540 nm、1 550 nm)。国内外点阵激光的研究主要集中在痤疮凹陷性瘢痕方面，因其创伤小、恢复快，具有极好的发展前景，而作为病理性瘢痕的治疗，大多数应用于其他方法的联用中，研究数量相对较少。Hultman 在一项大样本、前瞻性、前-后对照的队列研究中发现，CO_2点阵激光用于改善瘢痕硬度及质地较脉冲染料激光更好。也有部分医师将两种激光联合，宋金荣等采用585 nm 脉冲染料激光联合点阵铒激光治疗增生性瘢痕，发现患者瘙痒症状明显改善，瘢痕软化，外观更平滑，同时不良反应发生率低。而关于非剥脱性点阵激光在病理性瘢痕治疗中的应用，国内外文献均少有报道。

CO_2点阵激光属于剥脱性点阵激光，其治疗瘢痕的作用机制是依据局灶性光热作用的原理，点阵样排列的微小光束作用于皮肤后，皮肤中的水分吸收激光能量并发生汽化，形成多个柱形的三维热损伤区域，称为微治疗区（microscopic treatment zones，MTZ），MTZ 周围绝大部分组织则保持完好。周围未损伤的组织通过细胞迁移等方式迅速促进 MTZ 创伤的愈合。治疗即刻，通过组织学检测可以发现微治疗区内的表皮和真皮组织出现了坏死。治疗 24 h 后开始出现新生的胶原组织，表皮层完全愈合。尽管 PDL 激光对瘢痕组织内的血管有良好的治疗效果，但其穿透深度有限，只能达到表皮层或真皮乳头层。与 PDL 激光相比，CO_2点阵激光可穿透表皮层直达真皮网状层，因此对于较厚的增生性瘢痕和瘢痕疙瘩的治疗，CO_2点阵激光具有更好的疗效。

（3）强脉冲光治疗病理性瘢痕　强脉冲光指的是由闪光灯产生和发射的一种波长为 500 ~ 1 200 nm 的强复合光，虽不是激光，但工作原理与激光一样，它利用靶皮肤组织（氧合血红蛋白、黑素颗粒等）对不同波长的光可以选择性吸收而产生光热作用，在不破坏正常皮肤的前提下，将靶目标破坏，从而达到治疗效果。脉冲强光因其非剥脱性，更容易被医生及患者接受，临床上在祛红、祛斑、脱毛及嫩肤方面应用非常广泛，而其在病理性瘢痕中的治疗文献报道相对较少，单独应用并无明显优势，常用于与其他方法的联合。Bailey 回顾关于激光治疗瘢痕的文献后建议几种激光针对瘢痕的不同方面进行综合配对，如：585 nm 脉冲染料激光用于改善瘢痕红斑，CO_2点阵激光用于改善瘢痕硬度及质地，而强脉冲光用于改善瘢痕的色素不均。也有采用波长为560 nm 的 IPL Queen 光子嫩肤仪治疗50例不同部位烧伤后的增生性瘢痕，治疗4～6次为一个疗程，间隔时间2周，治疗总有效率72%。

(4)Nd:YAG 激光治疗病理性瘢痕　连续 Nd:YAG 激光很早就投入瘢痕的治疗中，有一定疗效，但总体来说复发率较高，近年投入应用的包括长脉宽或 Q-开关 1 064 nm Nd:YAG 激光和可调脉宽倍频 Nd:YAG 532 nm 激光，它们针对不同的瘢痕类型有不同的应用，最常见于和其他激光的联合应用中。Martins 应用 585 nm 脉冲染料激光与 Q-开关 1 064 nm Nd:YAG 激光联合治疗车祸后面部增生性瘢痕，585 nm 脉冲染料激光能够明显改善红斑及毛细血管扩张，并对瘢痕的硬度有所改善，而 Q-开关 1 064 nm Nd:YAG 激光清除了外伤后的瘢痕，对整个瘢痕的外观有所改善。国外有学者用长脉冲 1 064 nm Nd:YAG 激光治疗102例日本的病理性瘢痕患者，并分别观察了增生性瘢痕及瘢痕疙瘩组，发现治疗1年后增生性瘢痕组治愈率更高，且停止治疗后6个月时瘢痕疙瘩组更易复发，尤其是瘢痕仍较红或较硬的部分。

非剥脱性点阵激光同样可应用于增生性瘢痕和瘢痕疙瘩的治疗。如 1 064 nm 的 Nd:YAG 激光。其治疗原理是水对 1 064 nm 波长的光吸收较弱，且表皮组织含水量较低，因此表皮只形成轻微的凝固坏死，保持了表皮的完整性。对于真皮组织，Nd:YAG 激光穿透深度较深，而热刺激较弱，具有恢复快的优点。

激光治疗病理性瘢痕的疗效，关键在于选择合适的激光种类和治疗剂量。治疗红斑为主的增生期瘢痕，以抑制增生为主，主要选择 PDL 激光或 LPDL 激光。对于成熟瘢痕的治疗，其目的主要是改善瘢痕的外观及其所产生的功能障碍，选择治疗原理和效果较为接近的 CO_2 点阵激光、Er:YAG 激光等，促使杂乱排列的胶原组织重塑，可获得较好的治疗效果。

1.4.9.2 激光治疗创面愈合后病理性瘢痕的机制

1981年，Anderson证实，脉冲染料治疗瘢痕的机制是利用其选择性光热作用，它能够与瘢痕中的血红蛋白特异性结合，对瘢痕内微血管造成损伤。这一观点已被多数学者接受并认可。增生性瘢痕中的肥大细胞、成纤维细胞、角质形成细胞的数量较正常组织明显升高。造成细胞凋亡-增殖之间失衡，从而分泌过多的胶原和细胞外基质。大量临床研究和动物实验证实，脉冲染料激光能抑制上述细胞的增殖，抑制胶原增生。近年来研究更是发现，多种生长因子/细胞因子，如转化生长因子-β、结缔组织生长因子、白细胞介素等与创面愈合和瘢痕形成关系密切，均可受脉冲染料激光的影响，对其表达产生调控，从而有效治疗增生性瘢痕。特别是诱导凋亡相关基因的表达，抑制成纤维细胞过度增殖。其是否对上皮细胞-间质细胞化产生影响有待进一步研究证实。

根据病理性瘢痕的不同时期及不同特点选择应用不同的激光治疗，其作用机制也会有所差别。

585 nm脉冲染料激光(pulsed dye laser，PDL)是一种以血管为靶点的选择性光热作用激光，通过对瘢痕血管的作用达到抑制和治疗瘢痕的作用。PDL通过选择性光热作用破坏瘢痕浅层的微血管，以血红蛋白作为靶组织，能量被特异传导至瘢痕内的毛细血管，使之发生闭塞，内皮细胞发生变性坏死，毛细血管数量减少，通过诱导瘢痕组织的缺血缺氧状态，刺激多种细胞因子释放，从而增加胶原酶的释放，促进胶原组织降解。另有观点认为，PDL通过刺激组胺的释放，作用于真皮的胶原组织，并进一步通过热效应引起胶原纤维的重塑。其中PDL降低转化生长因子-β的表达，降低成纤维细胞的增殖以及Ⅲ型胶原蛋白的沉积可能发挥重要作用。

Versa pulse可调脉宽Nd:YAG倍频激光系统，波长532 nm，脉宽2～10 ms可调，其波长在血红蛋白吸收峰值，也主要是损伤瘢痕内血管，抑制瘢痕增生。对于瘢痕在红斑比较明显的早期，就可以应用有血管靶向性的激光，如585 nm脉冲染料激光、V-beam 595 nm、Versa pulse可调脉宽Nd:YAG倍频激光、脉冲强光等改善瘢痕红斑。研究发现，Nd:YAG 激光可以选择性地抑制胶原的合成，后期可以采用 1 064 nm Nd:YAG 激光或点阵激光改善瘢痕硬度及质地。Q-开关激光，由于脉冲宽度短于黑素小体的热弛豫时间，已被用作选择性轰击黑素小体的手段来治疗色素性疾病，因此，Q-开关 1 064 nm Nd:YAG 激光可用于改善瘢痕的色素不均。强脉冲光虽然不是激光，但工作原理与激光一样，遵循选择性光热作用原理，临床上依据不同的治疗要求，在治疗时采用不同的滤光镜，滤掉短波长的光源，获得不同区间的光进行治疗，这样不仅可以改善病理性瘢痕的早期红斑，同时与 Q-开关 1 064 nm Nd:YAG 激光均可改善后期的色素不均问题。

对于萎缩性瘢痕，应用 CO_2 点阵激光或 Er:YAG 激光的效果可能更好。

1.4.9.3 激光治疗创面愈合后病理性瘢痕的情况

术后处理：①脉冲染料激光治疗后应冰敷 20 min，涂抹抗生素药膏；②铒激光治疗后，创面暴露，重组人表皮生长因子喷剂外用，每日 2～3 次；③术后创面禁水 1～2 周，创面愈合后，新生皮肤注意防晒；④每次治疗间隔 1～2 个月，复诊时根据医生和患者的满意度确定是否重复治疗。全部治疗结束后随诊观察 1 年(图 1.29)。

1.4.9.4 激光治疗病理性瘢痕的不良反应

大多数研究并未报道有严重不良反应。报道的不良反应主要包括疼痛及术后红斑、水疱，都与剂量相关，不良反应在术后给予护理及对症处理后均可缓解，大多数研究显示下次治疗时降低治疗剂量均可避免再次出现不良反应。Clayton 观察 95 例激光治疗烧伤后增生性瘢痕患者，共有 41 例发生不良反应，包括色素沉着、色素减退、水疱、疼痛、局部红斑、烧灼，甚至更严重的瘢痕增生。另发现，Fitzpatrick 皮肤分型较高者更易发生水疱和色素减退，提醒临床工作者注意激光对 Fitzpatrick 皮肤分型较高患者的治疗。

在联合激素皮损内注射及激光治疗时要适当减小激素量及激光参数，可能减少严重不良反应的发生。

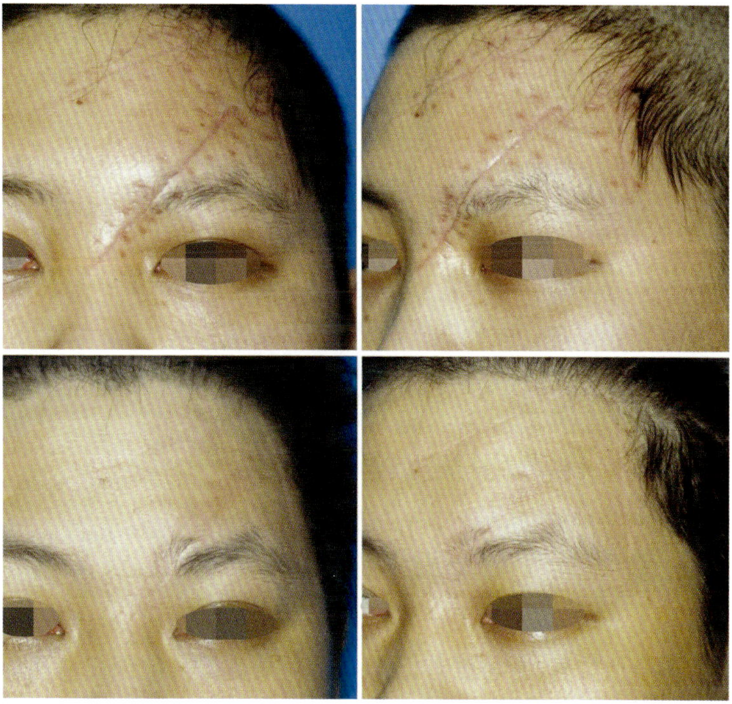

图 1.29　面部外伤后手术缝合瘢痕治疗前后对比

上图:面部外伤后手术缝合瘢痕　下图:点阵激光治疗 4 次后

1.5　光创面治疗的安全性及相关问题

对于不同色光安全性的研究,国外在光的物理学性质基础上进行的实验资料表明:光与药物不同,在机体内无残留,不存在后遗效应。各色光对机体或细胞进行照射时会产生生物调节作用,该调节作用只对异常的组织细胞产生一定的作用,不会对正常的组织细胞产生不良的影响。在光对胚胎发育影响的研究中,对胚胎的研究也表明,胚胎发育过程中受到不同光线照射后,组织器官的发育没有出现不良结果。此外,Logan 用低强度红色激光(660 nm)照射哺乳动物细胞，研究了其细胞毒性作用，结果表明低强度红色激光对细胞没有出现细胞毒性作用，同时发现也没有基因毒性作用。而 Joyce 等研究证实，红色激光（660 nm）照射 U923 前单核细胞株不会导致 DNA 链的破坏而引起 DNA 链的断裂。因此，只要光源的波长以及强度的大小选择得当，对相关疾病的治疗和保健作用是安全的。

（付小兵　程　飚　万　雨　王钟山　孔亚男　许鹏程　苏永涛
钱胜林　徐　岩　徐庆连　翁立新　唐建兵　赖　文　潘晓华）

1.6　光/激光用于创面治疗的展望

虽然，光对创面的治疗已有广泛使用，但临床治疗时机、治疗方案等方面还需要进一步规范。

（1）创面光治疗开始时间　开始时间越早越好，可以快速起效，且安全性较高，专家推荐手术后当天或受伤入院创面清洗（包扎）后即可开始使用，且不会造成出血、血肿或炎症加剧。

（2）照射距离　照射距离根据不同发射能量强度的光子发射装置及患者创面实际情况进行调整，距离照射面 10～15 cm 是常规参考数值，以患者能够产生明显温热（非灼烫）感受为宜，距离不应过远。应该运用感温探头设备，根据创面需求，制定合适的光密度指标来进行较为精准的治疗，或者在有敷料覆盖时，给出参考值进行调整。

（3）照射时间　照射时间要根据创面实际情况进行有效调整，以达到有效治疗的最终目的。如果觉得人为反复调节过于麻烦，可以将时间设定为比治疗常用时间较长的时间，或者选择具有方案功能的机型，针对性选择，如创面暴露或创面比较表浅情况下，常规治疗一次为 10～15 min，损伤或创面较深特殊情况下或创面有纱布敷料覆盖情况下，延长治疗时间至 20～30 min。

(4)照射面积　照射面积以有效覆盖创面及创周1～2 cm范围为宜,同时又必须达到足够的光照射治疗强度(光功率密度)以保障治疗效果。因此,如果是较大创面要考虑分块进行照射,光照射范围内边缘部分光功率密度明显低于光源中心轴,所以不同照射面之间应该有所重叠,以达到剂量累积有效治疗的目的。

(5)有效穿透深度　红光治疗光能量可穿透到皮下3～5 cm,对多种骨科、外科、妇产科、儿科等术后体内创面,或内科患者并发症引起的外周肌肉、神经、血管损伤治疗效果同样显著。

综上所述,近年来各色光对人类健康和疾病的研究和应用日益增多,在创面的应用也越来越有效。以往的研究表明,不同色光具有抗炎、抗疲劳、提高机体耐力、调节机体生物节律等作用,但光对机体中枢神经系统影响的研究较少。人的情绪与心理反应在各色光的照射环境中会受到不同的影响,对心理和情绪产生的刺激作用存在着差异:暖色光如红光可使人激动、兴奋,而冷色光如蓝光灯可使人平静、放松等。光的颜色能影响脑电波,脑电波对红色的反应是警觉,处在红色环境中,脉搏会加快,血压有所升高,情绪兴奋冲动;而脑电波对蓝色的反应是放松,处在蓝色环境中,脉搏会减缓,情绪也较沉静。红色刺激交感神经系统。而光照周期对动物体内的基础代谢有较大影响。光照对动物体内某些激素的分泌也有着很大的影响,其机制可能是光通过动物的外周神经及视觉器官传入中枢神经系统,影响了动物的内分泌活动特别是下丘脑或者垂体对机体内分泌活动的调控,机体又通过内分泌活动的改变而调节自身的各种生理活动。精神-心理-神经在内分泌-免疫中呈现的作用可能在创面愈合领域会产生举足轻重的作用,值得我们去关注和深入研究。

一些新型光治疗技术的介入将凸显优势。碳光子是一种人工光源,是以生物医用碳为发光材料,通过电动作用使两根碳棒燃烧而产生的电弧光。与弱激光光源相比,碳光子光源是一种更接近太阳自然光线的宽谱光源,它包含了可见光、红外线、紫外线、磁脉冲等多种光谱。碳光子疗法是利用碳棒在燃烧过程中所产生的光能、热能以及碳粒子对人体相关治疗区域进行照射的一种治疗方法。碳棒燃烧时释放出宽带多峰纳米光谱,放射出的光能和热量直接作用于人体,并迅速被皮肤及皮下组织所吸收,进而产生热效应和光化学作用,短时间内可使局部血管扩张,血流加速,有效改善血液循环和微循环,增加局部供血、供氧和营养量,增强组织营养代谢,使局部渗出物和致痛物质排泄,炎症消散吸收,肿胀消退,疼痛痉挛缓解和消失。此外,碳光子作为一种宽谱综合光,其光谱中既包含弱激光波段,又包含了远红外线波段,因此碳光子穿透较深,潜热肌肤性较强,可使深部组织血管扩张,血液循环加强,可直接作用于病变部位和经络穴位,刺激神经,调控新陈代谢,从而达到治疗疾病的目的。

碳光子疗法在创面愈合中的应用存在一定局限:①碳光子疗法的相关基础研究较少,缺乏细胞水平和分子水平的相关研究;②缺乏与其他光源在机制与疗效方面的比较。这些问题的解决将有助于对碳光子疗法安全性和有效性的评估,同时,也为安全有效使用碳光子疗法改善创面愈合与修复提供重要理论依据。

相信随着光学理论、发光技术以及医学技术的深入发展,作为一种物理治疗手段,光的应用将日益受到重视,丰富相关疾病预防和治疗的临床手段,继电疗、磁疗之后,光疗在生物医学包括动物模型、临床医学实验、医用照明、医学治疗和医疗诊断等方面的研究和应用将会有突飞猛进的发展。

(付小兵　程　飚)

参考文献

[1]何成奇,高强. 物理治疗实训教程[M]. 西安:第四军医大学出版社,2012.
[2]金荣疆,张宏. 物理治疗学[M]. 北京:人民卫生出版社,2012.
[3]梁智. 创面修复外科[M]. 北京:人民卫生出版社,2015.
[4]燕铁斌. 物理治疗学[M]. 北京:人民卫生出版社,2013.

[5]白定群. 光动力疗法及光动力治疗研究应用[J]. 中国医药科学,2012,20(2):174-175.
[6]陈伟和,陈建宁. 溃疡膏与氦氖激光联合治疗下肢慢性溃疡临床疗效观察[J]. 中国医药指南,2010,20(8):273-274.
[7]崔振华,唐菲菲. 低强度 He-Ne 激光照射辅佐治疗糖尿病足的综合护理体会[J]. 国际医药卫生导报,2009,15(13):126-128.
[8]何海燕,张连阳,叶茂,等. 短期红光照射治疗对创面愈合和缓解疼痛的效果观察[J]. 解放军医药杂志,2013,25(7):20-22.
[9]胡明玉,李倩,章宏伟. 红光促进难治性创面愈合的研究[J]. 现代生物医学进展,2011,7:1346-1348.
[10]黄家财,卢斌珠,孟双玉,等. He-Ne 激光治疗皮肤慢性溃疡 66 例的临床观察[J]. 广西医学,2012,34(1):57-58.
[11]黄伟英. 红外线灯照射联合金因肽治疗糖尿病足 30 例疗效观察[J]. 内科,2008,3(5):734-735.
[12]蒋琪霞,周昕,彭青,等. 红光和红外线辅助创面治疗的照射时间与效果观察[J]. 医学研究生学报,2011,24(4):381-385.
[13]李超. 异种脱细胞真皮基质联合高能红光治疗 84 例难愈性创面的临床研究[J]. 中国实用医药,2013,8(4):62-63.
[14]李卉,张平. 高能窄谱红光治疗下肢溃疡临床疗效观察[J]. 当代医学,2013,19(19):72-73.
[15]李湘云,邓爱萍,曹小军. 紫外线与超短波联合治疗糖尿病足的临床研究[J]. 卫生职业教育,2010,28(20):144-145.
[16]刘娟,沈宝贤,麦爱芬,等. LED 黄光联合中药面膜治疗黄褐斑的疗效观察[J]. 广西中医药大学学报,2015,18(1):29-30.
[17]刘丽,赖维. 短波紫外线对几种常见浅部真菌生长的影响[J]. 中国真菌学杂志,2013,8(6):334-337.
[18]刘艳. 半导体激光联合康复新液治疗皮肤溃疡的疗效观察[J]. 中国激光医学杂志,2014,23(1):26-29.
[19]罗莲英. 褥疮采用 TDP 照射联合湿润烧伤膏换药治疗效果的临床效果分析[J]. 临床医药文献电子杂志,2014,1(3):253-

254.

[20]罗青容,蒙雯雯,莫建勋,等.清创机、红光照射联合生物敷料治疗糖尿病足部溃疡的疗效观察[J].实用糖尿病杂志,2014,10(1):37-38.

[21]毛和水,姚敏,俞为荣,等.630~650 nm光照射对糖尿病小鼠创面愈合的影响[J].上海交通大学学报(医学版),2013,33(9):1209-1214.

[22]欧阳钟石,李文志.650 mm半导体激光治疗糖尿病足溃疡的临床观察[J].临床荟萃,2010,25(16):1388-1392.

[23]彭莹莹,葛海燕.光动力抗菌化学疗法治疗难治性细菌感染性疾病的研究进展[J].中国激光医学杂志,2010,19(1):50-53.

[24]施加加,程会兰,陈大勇,等.超短波联合紫外线治疗压疮的疗效[J].中国康复,2013,28(5):383-384.

[25]施美娟,李玉.局部远红外照射对老年糖尿病足的影响[J].中国误诊学杂志,2008,8(22):5354-5355.

[26]万睿,庞星原,欧阳山蓓,等.LED蓝光照射治疗MRSA感染创面的临床研究[J].中国美容医学,2014,23(7):554-555.

[27]王利君,卞学平,王学辉,等.半导体激光照射联合应用湿润烧伤膏治疗糖尿病足疗效观察[J].中华物理医学与康复杂志,2008,30(11):778-780.

[28]吴超.高能窄谱红光照射治疗糖尿病足截肢后疗效观察[J].当代护士,2012,4:190.

[29]吴闽枫.紫外线疗法的研究概况[J].数理医药学杂志,2014,27(5):578-579.

[30]闫秀娟.糖尿病足溃疡的半导体激光辅助治疗及护理[J].中国美容医学,2012,21(2):330-331.

[31]杨淑民.氦氖激光治疗顽固性皮肤溃疡的疗效分析[J].中国民康医学,2008,20(16):1837.

[32]姚亚春,敖薪,张应喜.Carnation 88光动力治疗仪治疗皮肤溃疡的临床效果与护理[J].护士进修杂志,2013,28(2):173-

175.
[33]张兵,王强,李峥,等.红光照射治疗糖尿病足溃疡的疗效观察[J].西部医学,2012,24(10):1893-1893.
[34]张德琳,杨妍,张雅琼,等.物理因子在压疮康复护理中应用及疗效观察[J].齐齐哈尔医学院学报,2014,35(1):136-137.
[35]张国平,万又平,王冀华,等.红光治疗糖尿病足临床研究[J].中国实用医药,2013,8(21):54.
[36]张鹤.程桃英.复方黄柏液联合红光照射治疗慢性皮肤溃疡的疗效观察[J].中国热带医学,2013,13(12):1556-1557.
[37]张黎娟.氦氖激光照射配合外科清创治疗糖尿病足溃疡24例的疗效观察[J].中国社区医师(医学专业),2012,14(1):92.
[38]张丽,陈蔚,王秋华,等.短波紫外线治疗老年人慢性难愈合创面的疗效观察及剂量分析[J].感染、炎症、修复,2012,13(2):101-104.
[39]张丽,付小兵.光学疗法治疗慢性难愈合创面的研究进展[J].2015,16(4):251-254.
[40]张丽,顾瑛,刘凡光.光动力疗法与氧效应[J].中国激光医学杂志,2002,11(4):241-245.
[41]张晓岩,杨学颖,朱宇,等.光疗法治疗糖尿病足的疗效观察[J].中国康复,2010,25(4):290-291.
[42]周明,彭楠,代强,等.高强度紫外线对临床常见致病菌的杀灭效果观察[J].中国消毒学杂志,2015,32(3):219-221.
[43]王利君,卞学平,王学辉,等.半导体激光照射联合应用湿润烧伤膏治疗糖尿病足疗效观察[J].中华物理医学与康复杂志,2008,30(11):778-780.
[44]刘铁成.460 nm 蓝光照射对烧伤后期残余创面的临床观察[D].唐山:华北理工大学.2015.
[45]丁金萍,陈博,曹谊林.病理性瘢痕激光治疗的研究进展[J].组织工程与重建外科,2016,12(2):141-143.
[46]ARENBERGEROVA M, ARENBERGER P, BEDNAR M, et al.

Light-activated nanofibre textiles exert antibacterial effects in the setting of chronic wound healing[J]. Exp Dermatol,2012,21(8):619-624.

[47] CATAO M H,COSTA R O,NONAKA C F,et al. Green LED light has anti-inflammatory effects on burns in rats[J]. Burns,2016,42(2):392-396.

[48] CHEN C,HOU W H,CHAN E S,et al. Phototherapy for treating pressure ulcers[J]. Cochrane Database Syst Rev,2014,7(7):1469-1493.

[49] DAI T,VRAHAS M S,MURRAY C K,et al. Ultraviolet C irradiation: an alternative antimicrobial approach to localized infections? [J]. Expert Rev Anti Infect Ther,2012,10(2):185-195.

[50] CATÃO MHCDV,NONAKA C F W,BENTO P M,et al. Effects of red laser, infrared, photodynamic therapy, and green LED on the healing process of third-degree burns: clinical and histological study in rats[J]. Lasers Med Sci,2015,30 (1):421-428.

[51] HOURELD N N, AYUK S M, ABRAHAMSE H. Expression of genes in normal fibroblast cells(WS 1)in response to irradiation at 660 nm[J]. J Photochem Photobiol B,2014,130(1):146-152.

[52] JORI G. Photodynamic therapy of microbial infections: state of the art and perspectives[J]. J Environ Pathol Toxicol Oncol,2006,25(1):505-519.

[53] KIM S K, YOU H R, KIM S H, et al. Skin photorejuvenation effects of light emitting diodes (LEDs): a comparative study of yellow and red LEDs in vitro and in vivo[J]. Clin Exp Dermatol, 2016,41(7):798-805.

[54] LAN C C,HO P Y,WU C S,et al. LED 590 nm photomodulation reduces UVA. induced metalloproteinase-1 expression via upregulation of antioxidant enzyme catalase[J]. J Dermatol Sci,2015,78(2):125-132.

[55] LANKESTER C L, FARIS B, YOUNG R J, et al. Phase Ⅱ a randomized, placebo-controlled study of antimicrobial photodynamic therapy in bacterially colonized, chronic leg ulcers and diabetic foot ulcers: a new approach to antimicrobial therapy[J]. Br J Dermatol, 2013, 168(3): 617-624.

[56] MANSURA A, ALKALAY R, SLODOWNIK D, et al. Ultraviolet A-1 as a treatment for ulcerative lichen planus of the feet[J]. Photodermatol Photoimmunol Photomed, 2006, 22(3): 164-165.

[57] MORLEY S, GRIFFITHS J, PHILIPS G, et al. Treatment of ulcers with ablative fractional lasers[J]. Semin Cutan Med Sure, 2015, 34(1): 37-41.

[58] NUSSBAUM EL, FLETT H, HITZIG S L, et al. Ultraviolet-C irradiation in the management of pressure ulcers in people with spinal cord injury: a randomized, placebo-controlled trial[J] Arch Phys Med Rehabil, 2013, 94(4): 650-659.

[59] OSIECKA B J, JURCZYSZYN K, NOCKOWSKI P, et a1. Photodynamic therapy with green light for the treatment of vulvar lichen sclerosus. Preliminary results[J]. Photodiagnosis Photodyn Ther, 2017(17): 185-187.

[60] PERCIVAL S L, FRANCOLINI I, DONELLI G. Low-level laser therapy as an antimicrobial and antibiofilm technology and its relevance to wound healing[J]. Future Microbiol, 2015, 10(2): 255-272.

[61] SCHUMANN H, CALOW T, WECKESSER S, et al. Water-filtered infrared A for the treatment of chronic venous stasis ulcers of the lower legs at home: a randomized controlled blinded study[J]. Br J Dermatol, 2011, 165(3): 541-551.

[62] TARADAJ J, FRANEK A, BLASZCZAK E, et al. Using physical modalities in the treatment of venous leg ulcers: a 14-year comparative clinical study[J]. Wounds, 2012, 24(8): 215-226.

[63] THAI T P, KEAST D H, CAMPBELL K E, et al. Effect of ultraviolet light C on bacterial colonization in chronic wounds[J]. Ostomy Wound Manage, 2005, 51(10): 32-45.
[64] WHELAN H T, HOULE J M, DONOHOE D L, et a1. Medical applications of space light-emitting diode technology space station and beyond[J]. Technology and Applications International Forum, 1999, 458(1): 3-15.
[65] WU X, ALBERICO S, SAIDU E, et al. Organic light emitting diode improves diabetic cutaneous wound healing in rats[J]. Wound Repair Regen, 2015, 23(1): 104-114.

2 电/磁场在创面治疗中的应用

2.1 电/磁概述

烧伤、创伤以及其他各种原因造成的创面、溃疡（如糖尿病溃疡、静脉曲张溃疡、放射性损伤、癌性溃疡等）、压疮、皮肤及软组织缺损，是临床的常见病之一。大面积烧伤、创伤引起的创面可危及患者生命，各种原因所致的慢性创面，由于迁延难愈，严重影响患者生存质量。近些年来，我国糖尿病发病率显著增加，糖尿病足趋于常见（严重糖尿病足可发生水肿、溃疡和坏死/坏疽），慢性糖尿病足难愈创面也成了临床面临的严峻挑战。因此，开发更多经济有效、安全的治疗方法加速创面愈合对于挽救患者生命，缓解病患痛苦，提高病患生活质量具有重要意义。

创面治疗的方法很多，电/磁场在创面治疗中的应用受到越来越多的关注。电磁场（electromagnetic fields，EMF），指电场和磁场的联合，在一定条件下相互诱导产生。从被发现开始，科学家们就关注了它们在疾病诊断和治疗上的可能作用。利用电场，人们可以操纵细胞、制作人工生物支架和药物释放。近年来的研究发现，电场可以调节表皮细胞和成纤维细胞的迁移、增殖和分化。磁场作为EMF的另一组成部分，同样具有治疗疾病的作用。许多研究关注了低频磁场的生物学效应，尤其是在神经退行性疾病和骨组织工程中干细胞治疗的研究中。此外，磁场在创面愈合过程中也可能发挥积极的促进作用，其机制可能是调节细胞迁移和分化、生长因子表达、NO信号转导和细胞因子调节等。

临床上，常见的皮肤溃疡位于下肢，主要诱因有外伤、烧伤、冻伤、局部血液循环障碍、放射线照射等。目前皮肤溃疡治疗的难点在于未能进入正常愈合周期的慢性溃疡创面，一般是神经性病变、动静脉血栓、糖尿病等所致，这些创面长期处于慢性炎症反应中。组织修复过程中修复细胞增殖、迁移、血管新生、细胞外基质合成以替代坏死区域。创面愈合过程是皮肤细胞针对损伤发生的一系列有序、协调、动态的细胞学反应，参与该过程的皮肤细胞主要有血小板、巨噬细胞、成纤维细胞和表皮细胞。

创面形成后，创面立即出血并产生纤维连接蛋白凝集物，同时伴随着血管收缩，这些凝聚物及创周组织可以释放炎症前驱因子，还有如转化生长因子β(transforming growth factor-β，TGF-β)、血小板衍生生长因子(platelet-derived growth factor，PDGF；也称血小板源性生长因子)、表皮生长因子(epidermal growth factor，EGF)等生长因子，一旦出血停止，炎症细胞便开始移行，并进入创面，开始创面愈合的炎症期。此期间创面主要细胞为中性粒细胞、巨噬细胞和淋巴细胞。其中中性粒细胞主要对细胞残片进行清理及清除入侵的病原微生物。巨噬细胞在创面愈合中有多重功效，巨噬细胞可以分泌趋化因子促进炎症反应，激活淋巴细胞功能，同时还可以清除凋亡的坏死细胞，也可以促进角质形成细胞、成纤维细胞和血管内皮细胞对创面的修复作用。由此可知，巨噬细胞直接影响创面愈合的增殖期。增殖期间的主要特征是角质形成细胞的移行及成纤维细胞的增殖。成纤维细胞增殖对角质形成细胞的移行以及血管内皮细胞参与血管形成都具有一定积极作用。成纤维细胞大量增殖后可分泌胶原蛋白形成细胞外基质，有利于表皮细胞再上皮化过程。而成纤维本身也与内皮细胞一同参与新生血管的形成，创面修复的最后进入创面愈合的重塑期。

2.2 生物组织的电磁特性

外加电磁场仅能与生物体中具有电磁特性的组织和分子等进行相互作用。因此，研究电磁场与生物体的相互作用时，必须充分了解生物组织所具有的电磁特性。只有弄清楚这些问题，才能谈得上生物与电磁场的相互作用,才能找到电磁场的生物效应的机制和特征,建立起生物电磁学理论。故而,厘清生物体所具有的电磁特性是研究生物电磁学问题的关键和基础,具有重要的意义。

生物组织的电磁特性是指生物组织所携带的电荷具有电和磁偶极矩大小和分布及所形成的电流特征。研究生物的电磁特性就是要找出具有上述电磁特性的生物组织或组织中的成分,如蛋白质、脱氧核糖核酸(deoxyribonucleic acid,DNA)和细胞等具有的电磁特性。采用现代生物技术和电生理技术,如微电极(为 10^{-4} ~ 10^{-3} cm)和膜片钳等,检测它们所具有的带电特性,用超导量子相干仪检测组织磁性等。研究发现,由于生物体内部存在复杂多样的电磁特性,生物体(包括人体)能与外加电磁场发生相互作用。在本节,我们将叙述生物体各种离子、分子所具有的静电特性;各分子或分子中的成分具有的电偶极矩,其中所存在的传导电子和质子的运动产生的电流及其电学和磁学特性;以及外源场作用下所产生的电磁极化效应;生物组织的介电特性的变化;组织中自由电荷(如电子、质子和各种离子)的运动特征,以及它们对外加电磁场的响应特性;生物介质中的束缚电荷(只能在分子线度范围内运动的电荷)对外加电磁场的响应等问题。

2.2.1 生物组织中的电磁相互作用

我们知道,生物组织由原子与分子构成。在生命体中起重要作用的是由氨基酸和核苷酸组成的蛋白质和 DNA,以及糖类和脂类分子。那么,它们又是如何由小分子的氨基酸和核苷酸等组成的呢?根据现代物理学知识,自然界存在强、弱及电磁和引力等 4 种相互作用力。对于生命体来讲,没有必要去考虑它们之间的强、弱和引力等相互作用,因为这些力不是太大就是太小,生命运动一般不涉及它们,剩下的就只有电磁相互作用。换言之,生命系统中的各个成分,即小分子、大分子、各种离子等都是靠电磁相互作用将它们组成一个活的生命体的。因此,电磁相互作用是生命体中主导性的相互作用力。这种相互作用主要包括共价键、氢键、范德瓦耳斯键、离子键、二硫键和盐键。它们在不同情况、不同结构中出现。因此，生命体是由大量生物分子通过它们之间的电磁相互作用结合起来而形成的复杂系统。

2.2.2 生物大分子的电磁特性

蛋白质是由20多种不同氨基酸组成的，其合成在细胞质的核糖体中进行。氨基酸是由氨基（—NH_2）和羧基（—COOH）及连接在碳原子上的侧基（R）组成的，不同的氨基酸的侧基是不同的。两个氨基酸分子结合在一起释放出一个水分子，靠肽键连接成一个长链，组成了蛋白质的一级结构。其氨基和羧基端都带电，一般是氨基（—NH_2）带正电，羧基（COO—）带负电，特别是酸性（天冬氨酸、谷氨酸）和碱性（精、赖和组氨酸）及极性（丝、苏、色、酪、半胱与脯氨酸及谷氨酰胺）氨基酸都具有明显的电性或电极化特性。这是由于由氨基、羧基和不同的侧基组成的20种氨基酸分子的电荷和质量都是非球形对称分布的，其中的正、负电荷中心不是重合的，产生一定的电偶极矩。当众多氨基酸分子通过肽键结合在一起构成蛋白质时，这些氨基酸残基进一步极化，使蛋白质的偶极矩增加。

DNA与蛋白质组成了染色体。DNA是由脱氧核糖、磷酸基和碱基结合在一起，通过磷酸二酯键和糖苷键连接形成的生物大分子。其中由脱氧核糖、磷酸基和碱基组成的分子叫核苷酸。DNA就是由核苷酸分子组成的。对于核糖核酸（ribonucleic acid，RNA）来讲，仅是脱氧核糖和胸腺嘧啶分别被核糖和尿嘧啶代替。磷酸通过磷酸二酯键连在上、下两个脱氧核糖的5′和3′碳上，其碱基连于核糖的1′碳上。因此，DNA的一维结构是具有方向的，其中3′-5′为正方向，则5′-3′是反方向，即核苷酸以连接于5′羟基的磷酸开始，以脱氧核糖的3′羧基终止。这些基团都是极化的，具有一定电偶极矩，能与水分子形成氢键。同时，在这种结构中磷酸分子的氧原子仅与一个碳原子结合，从而使它有一个游离的电子，带有负电荷，并在生理条件下能离解为负离子，故主链带有一定电荷。因此，它们都是电磁作用的位点。

由此可见，蛋白质和 DNA 都具有一定的电磁特性。因此，细胞质和细胞核也是电磁场作用的对象。

2.2.3 生物膜的电磁特性

真核细胞中，细胞膜将细胞与外界环境分开，其厚度为 7.5 ~ 16.5 nm。细胞膜的结构较复杂，不但膜内包含有带电的脂类分子、水和蛋白质，在膜的内外表面堆集有大量的 K^+、Na^+ 和 Cl^- 等正负离子，而且在其上还存在不少 K^+ 和 Na^+ 与水的通道，从而也存在离子电流。因此，细胞膜具有复杂的电磁特性，可与各种类型的电磁场相互作用。由于在细胞膜中的类脂双分子层的烃链的电性质是近乎绝缘的，其电阻率达 10^{13} ~ 10^{14} Ω · cm，但膜上蛋白组分因功能特性、构象变化及在膜上的位置不同，造成膜两侧的某种特定导电状态，从而表现出一定电阻（Rn）。膜两侧的糖和蛋白质存在着许多带电的离子基团，并且与细胞内液和外液中的各种离子相互作用，形成一定厚度的电荷层，从而使细胞膜构成了电容。由于膜同时兼有电阻和电容的复合特征，在直流或极低频率下，细胞膜阻抗较内外液电阻高很多，电流几乎不能进入胞内空间；而在高频电流时，膜的阻抗值相对较低，则细胞内外空间电流的分布可认为主要由内外膜的电阻之间的相对大小来决定。

此外，在细胞膜的内外液中都存在有 K^+、Na^+、Ca^{2+}、Mg^{2+}、Cl^- 等多种正负离子。这些离子在膜内外沿离子通道的被动和主动转动会产生不同类型的离子电流，从而产生一定的电磁场，这是生物体内的电磁场的一种产生机制。

2.2.4 生物组织的电学特性

人体组织和器官的电阻率各不相同，同一组织器官因功能状态不同，电阻抗也不同。通常血清的电阻率最低，肌肉次之，肝、脑等组织的电阻率较高，脂肪和骨骼的电阻率最高。人体皮肤完整时，电阻率有几十万欧姆 · 厘米（Ω · cm），无角角质层时为 800 ~ 1 000 Ω · cm，无皮肤时为 300 ~ 800 Ω · cm。同时，电阻率的大小与皮肤干湿程度及部位有关。

如前所述，生物大分子含有—NH_2、—OH、—SH、—COOH 等极性基团都具有较大偶极矩。在外电场作用下，偶极分子发生一定的偶极取向排列。这种取向极化构成生物细胞或组织具有高介电常数。定向排列程度越高，介电常数越大，反之亦然。不同分子量的蛋白质水溶液的介电常数与蛋白分子偶极取向密切相关。在外场频率较低时，大分子量与小分子量蛋白质分子都处于最大定向排列状态，相应体系的介电常数最大。

（张均辉　黄跃生）

2.3　电场对生物组织的影响

2.3.1　电刺激的形式及效果

细胞或机体内外环境的变化，可能引起相应的刺激反应。刺激因素有物理的（热、力、声、光、电、辐射），化学的（酸、碱、盐、离子）和生物的（血流量、色素分布、含水量、激素）等。但在研究和应用中，由于电刺激容易控制，结果也易测量，因此电刺激常用。

在直流电刺激下，生物组织和体液中的 Na^+、K^+、Ca^{2+}、Mg^{2+}将向阴极移动，其迁移率和离子半径成反比。若把电流的阴极和阳极放在生物组织上，离子在其上的积累会引起细胞膜电荷增加，使之产生新的动作电位，从而引起生物组织的兴奋，这是电流刺激产生生物效应的机制之一。按生理学定义，组织兴奋性＝$[Na^+][K^+]/[Ca^{2+}][Mg^{2+}]$。因此，在阴极兴奋性>1，兴奋性升高；阳极兴奋性<1，兴奋性下降。在阴极附近，部分膜外正离子被中和，使膜极化减弱，兴奋变易；反之，阳极附近膜极化加强，组织兴奋变难。

在脉冲刺激下，神经或肌肉的兴奋性与脉冲强度和脉宽有关，脉宽越宽，引起兴奋的强度越小。在脉宽较宽时，仍可以出现神经或肌肉兴奋的强度叫强度基。小于强度基的脉冲就不会兴奋。

2.3.2 电刺激引起的生物效应

研究表明,将不锈钢电极沿切口置于皮下,通 0.2 ~0.3 mA 的恒定直流,发现阴极能加速皮肤生长。用小的恒定直流刺激局部缺血皮肤溃疡,并与无电流刺激的同类病例对比,受刺激时的愈合率可达 30%,而对照组仅为 14.7%,在 100 例治疗中有 59% 基本痊愈。对先天性假关节炎等也有一定疗效。把恒定直流置入皮下,刺激外伤骨折性的骨不连患者,其痊愈率达 83.7%。电刺激导致生长与修复的机制可能是电刺激加快了钙离子的流动,促进代谢的增强或加速纤维软骨的钙化,使局部氧压和 pH 值发生变化所致。

若用正弦低频电流(<150 Hz)调制等幅中频交流(>1 000 Hz)时,得到的正弦调制交流电流(sinusoidal modulated alternating current,SMC)具有低频和中频的优点。这种刺激可加强细胞信使 RNA 的合成,提高肌肉细胞功能,阻止肌肉的萎缩。

直流电能抑制细菌生长。用 0.2 ~140 mA 的直流电刺激大肠杆菌,显著抑制其生长(以 140 mA 最为有效)。其抑制生长机制可能是由于电化学反应效应而不是 pH 值变化所引起的结果。用 0.4 ~400 pA 直流电处理金黄色葡萄球菌时,在 400 μA 时,阴、阳极均有效。沙门菌株 TA98 在 800 kV/m 直流电场作用下时,其变异减少;但用 250 ~750 kV/m 对 TA100 作用时,其变异率增加;当用 0.2 ~1.0 mA 刺激时,总是阴极才产生抗菌效应,而交流电是无效的。

2.3.3 电场对创面愈合的影响及相关研究进展

2.3.3.1 创面电场的研究历史

所有哺乳动物中,细胞向创面中心迁移是创面愈合中必不可少的过程。而老年人的慢性创面诸如压疮和静脉瘀血溃疡均是再上皮化中细胞迁移出现问题导致的。不少病例中可以见到细胞向创面中心迁移的能力缺失,而不是细胞分化中出现障碍。为了完成创面愈合,细胞不仅要知道何时开始迁移,更重要的是向什么方向迁移,而可能提供这些信息的是:①创面刺激信息;②化学物质的梯度;③接触性抑制释放;④创面无效空间理论;⑤数量压力,邻近的细胞生长压迫细胞往中心移动;⑥损伤后机械压力。

19世纪中期,德国生理学家 Emil Du-Bois Reymond 通过自制的电流计检测到自己手指皮肤创面的电流。随着现代科技的发展,玻璃微电极和振动探针检测技术已逐渐发展成熟,尤其是振动探针检测技术已实现了非侵入式测量,可检测多种组织包括大鼠皮肤、角膜创面及晶状体内源性电场的强度及随时间变化的规律。

创面形成后,皮肤屏障受损,创面处的电压迅速降低,远离创面的完整皮肤仍维持电压,这种电势差推动电流从正极向相对负极——创面流动,因此形成创面内源性的直流电场(electric field, EF)。该直流电场由完整的皮肤或角膜组织指向创面,以创缘为正极,创面中心为负极。创面电场可随时间、空间位置发生变化,创缘的电场强度最强,且电流强度随伤后时间延长而逐渐增加。角膜创面刚刚形成时,电流约为4 $\mu A/cm^2$,随后逐渐增加,在伤后60 min时达到10 $\mu A/cm^2$,随后维持在4~8 $\mu A/cm^2$持续存在;人类皮肤创面形成后电流为8~10 $\mu A/cm^2$,而微针阵列和电生理成像技术则检测到皮肤创面电场强度为100~177 mV/mm,不同检测技术所得的结果一致。豚鼠皮肤一旦形成创面,也会即刻出现稳定的内源性直流电场,强度约为140 mV/mm。该电场可指导创缘细胞定向迁移,在促进创面愈合中起重要作用。创面电场强度的变化和方向改变都说明电场是对损伤因素的积极反应,而并非带电离子的单纯漏出。

除了皮肤和角膜创面外,电场被证实存在于所有创面,如蝾螈断肢、断指残端、断骨端、蝌蚪尾部创面。创面的电场作为重要的微环境因素影响细胞的生物学行为,甚至影响组织再生。蝌蚪尾部再生过程存在独特的电流逆转期,该期可决定尾部能否再生。在尾部截断后,电流方向是由内向外,持续8~10 h。随后电流方向变为由外向内,持续7 d,直到再生完成。在非再生的蝌蚪断肢中,电流方向并无此逆转期,电流方向持续朝外。蝾螈断肢内也有流向断肢的电流,大小为10~100 mA/cm^2,形成大约60 mV/mm的电势差。该电场在断肢再生中有关键作用,若改变该电场方向或大小,断肢就无法再生。

2.3.3.2 电场对创面愈合的影响

创面愈合是一个复杂而有序的生物学过程，主要包括炎性反应、细胞增殖或结缔组织形成、创面收缩和创面重塑几个阶段，再上皮化和真皮重建构成了创面愈合的重要环节。微小直流电可加速烧伤豚鼠背部深二度创面再上皮化和再血管化，改善毛发生长，减轻创面收缩和真皮纤维化。直流电不仅可明显改善烫伤大鼠创面血浆白蛋白的渗出，减轻烧伤后的水肿，还能加快深二度烫伤创面皮肤移植物的血管化，明显减轻真皮的纤维化。以上表明，电刺激对再上皮化和真皮的重建有重要影响。

(1)再上皮化涉及表皮细胞的迁移、增殖和分化　电场作用下，表皮细胞由方向随机的运动转变为定向的迁移。细胞在电场中向正极或负极定向迁移的特性称为细胞的趋电性。牛角膜上皮细胞在电场向阴极定向移动且与电场强度呈相关性：在加有血清的培养液中，当电场强度为 100 V/m 时，可表现出趋电性；不加血清时，电场强度需提高至 250 V/m 方显现趋电性。细胞团也表现出相同方向的趋电性，提示细胞的趋电性与周围介质有关。有研究表明，不同基质上黏附的人表皮细胞在电场强度 100～400 V/m 的变化过程中，其定向移动的速度有明显区别，黏附在Ⅰ型和Ⅳ型胶原上的表皮细胞移动速度最快。这提示电场和黏附的基质能改变细胞的迁移速度，进而影响上皮化的速度。

(2)血管再生是真皮重建不可缺少的环节　血管再生过程中，内皮细胞的迁移、增殖非常重要。机体创面愈合中损伤所诱发的电场，不仅影响再上皮化，对真皮的重建也有重要的作用。研究表明，在 100 V/m 的电场中，牛大动脉内皮细胞向负极定向迁移，电场促进创面细胞 的细胞膜向负极突出，抑制其向正极突出，而且电场造成了胞内纤维状肌动蛋白的不均匀分布。人脐静脉内皮细胞(human umbilical vein endothelial cell，hUVEC)在较低的电场强度(75 V/m)下就可以发生定向移动，其细胞的长轴方向与电场垂直，这种现象随着电场强度的增强而更加明显。直流电场可引起细胞的迁移，交变电场也可促进巨噬细胞的移动。

2.3.3.3 电场调节创面愈合机制的研究进展

同种类型的电场对不同细胞的影响是不同的,同种类的细胞在相同类型的电场中表现也是不一样的。因此,电场可能与细胞的多种生物学行为有关。机体内的电场可能也存在相似的效应。创面愈合过程中,内生电场的作用是立体化的,它影响着细胞的定向迁移、排列方式和移动速度,而细胞迁移又与所处的环境有关。

(1)电场与细胞方向性迁移　受到电场刺激时,细胞朝向负极的一侧发生去极化,朝正极侧出现超极化。如果细胞膜电势为60 mV,一个强度为100 mV/mm的外加电场能让直径为20 μm的细胞电压下降1～2 mV/mm,使膜电位变化1%～2%,这种电场强度即可引起显著的趋电性。Guo等发现,缺氧环境可显著降低角质形成细胞的趋电性阈值,在更小的电场强度下即可出现趋电性反应,这种现象与缺氧后细胞内ROS的产生及存在有关。创面形成后,创缘既有内源性电场,又形成缺氧环境,郭小伟等的研究更好地阐述了创面微环境总体作用对角质形成细胞的影响。创面内源性直流电场可以长期作用于创面,持续数小时、数天甚至数周,对愈合过程产生显著影响。虽然电场发挥非常重要的作用,但由于目前电生理技术的局限,并不能监测短暂的电压波动。

研究单层细胞迁移时,划痕实验可较好地模拟创面修复过程中单层角质形成细胞的侧向迁移。生理强度的电场是创面中指导细胞定向迁移的决定性因素,它可以决定细胞迁移或远离创面中心。皮肤创面修复过程中,多层上皮细胞共同迁移。研究发现,无论是单层细胞迁移,还是多层细胞迁移,细胞对电场的反应是一致的。当外加电场与创面内源性电场方向一致时,创缘角质形成细胞向创面的迁移速度会明显增加;当二者方向相反时,外加电场在低至12.5 mV/mm时就可显著减少向创面中心迁移的细胞,强度上升到25 mV/mm时可以压倒其他因素,完全阻止细胞向创面中心迁移。

由于细胞膜结构具有电容特性,可以被电场直接作用,影响其功能,包括离子通道、配体的结合方式、受体在细胞膜的密度及其分布。①电场能直接介导钙离子内流。一定的电场强度不仅增强细胞的离子被动转运能力，而且能打开细胞的电压门控钙通道，从而使胞内的钙离子浓度增高，引起微丝滑动、细胞迁移。应用钙通道阻断剂可降低表皮细胞的趋电性。直流电场可使细胞内钙释放，用毒胡萝内酯可阻断鱼表皮细胞的胞内钙释放，明显降低它的趋电性。②钠通道阻断剂河豚毒素（tetrodotoxin，TTX）可明显降低大鼠前列腺癌细胞和人乳腺癌细胞株 MDA-MB-231 的趋电性，而钠通道激活剂藜芦碱却能使其趋电性增强。

钠通道影响细胞的趋电性可能与以下两个因素相关：①钠离子内流的增加，可以抑制钙离子与细胞膜外离子交换，使胞内钙离子浓度增加。②钠离子的内流可激活蛋白激酶 A，使细胞骨架的某些成分磷酸化，引起下游效应。研究表明，细胞的定向迁移也与蛋白激酶 C、环腺苷一磷酸依赖的蛋白激酶 A、丝裂原活化蛋白激酶（mitogen-activated protein kinase，MAPK）等有关，详细的作用机制有待进一步阐明。在电场中，细胞膜表面的受体分布也发生了一些改变，生长因子与其受体在细胞的定向迁移过程中也具有一定的作用。

（2）电场与细胞分裂、血管生成、神经出芽　创面形成后，机体启动一系列精细复杂的反应协同作用，共同封闭创面，完成再上皮化。除了肉芽生成、角质形成细胞增殖、迁移、分化以外，机体通过血管新生，增加毛细血管数目，重新建立微循环。此外，创面周围神经损伤后，它会以神经出芽的方式与感觉神经纤维伴行，到达浅层真皮组织。生理强度的电场可影响多种创面修复事件，包括细胞定向迁移、增殖，神经出芽，血管生存等。电场与创面愈合成正相关关系，证明电场是控制在体创面修复的关键因素。角膜和皮肤创面中所检测的内源性创面电场强度>42 ~ 150 mV/mm，这个强度远大于离体实验所需的电场强度，因此我们更有理由相信，内源性电场是调控创面修复过程的决定性因素。

（3）电场与细胞信号转导通路　创面形成后，皮肤屏障破坏，创面中心电压显著下降，远离创面的完整皮肤仍维持固有电压，形成由完整的皮肤组织指向创面中心的内源性直流电场（EF），该电场以创缘为正极，创面中心为负极。人类皮肤创面形成后电流为

8～10 μA/cm^2。研究表明，电场在创面修复过程中发挥重要作用，是决定细胞迁移方向的关键因素。创面中许多信号通路及蛋白分子均可调节创面电信号，如表皮细胞生长因子受体（epidermal growth factor receptor，EGFR）、磷脂酰肌醇-3-羟激酶（phosphatidylinositol 3-kinase，PI3K）、整合素（integrins）家族等。

1）PI3K 和 PTEN：当细胞受到趋化力的驱动发生方向性迁移时，细胞中 PI3K 通路激活，并集中分布在细胞迁移的前缘，PTEN 是 PI3K 的负向调节蛋白，则分布在相反一侧，即后缘，这两种分子在感知趋化物质及细胞极化中有重要作用，被称为“指南针分子”。研究表明，生理强度的电场可迅速激活 PI3K 通路。高表达绿色荧光蛋白（green fluorescent protein，GFP）-Akt 细胞接受电场刺激后，GFP-Akt 极性分布在细胞迁移的方向，说明 PI3K 以一种极化的方式富集在细胞面向负极的一侧。若改变外加电场的方向，GFP-Akt 则会重新分布在负极一侧，说明电场可以定向激活细胞 PI3K 通路。在 PI3K 活化侧，细胞膜突触形成伪足，进而定向迁移；用药物抑制 PI3K 活性或通过基因手段敲除相关基因后，小鼠创面修复过程中细胞趋电性和定向迁移能力都严重受损，说明 PI3K 在细胞对电场的感知中发挥关键作用。利用组织特异性手段敲除角质形成细胞中的 PTEN 基因后，细胞 Akt 磷酸化水平及趋电性显著增加，因此 PTEN 和 PI3K 也是首对被确定与细胞趋电性有关的分子，细胞如何引起胞内信号的变化尚未可知，或许与电场影响离子转运体、离子通道如 Na^+/H^+交换体的功能有关。

2）表皮细胞生长因子受体（EGFR）-细胞外信号调节激酶 1/2（extracellular signal regulated kinase 1 and 2，ERK1/2）、整合素信号通路：除了 PTEN 和 PI3K 通路外，电场刺激后细胞中的 EGF 受体、MAPK、ERK、Src 和整合素家族等也会被激活。Isseroff 和赵敏等发现，电刺激 10 min 后，EGF 受体就会在角质形成细胞、角膜上皮细胞中重分布至负极一侧，下游信号 ERK1/2 和极化的肌动蛋白丝也重分布到细胞朝向负极侧。整合素可以与胞外基质相互作用，感知机械力等其他各种环境信号，调节各种细胞内信号。当成纤维细胞在电场中定向迁移时，胞内

的整合素 α5、α5β1 重新分布，参与细胞的感知和迁移；敲除 β4 后，角质形成细胞的趋电性减弱，若通过转染技术让细胞 β4 蛋白重新表达后，趋电性也同时恢复正常。因此，细胞对电场的感知及定向迁移包括多种信号通路，可能是一个复杂而精细的调控网络。

3）其他信号转导通路：除了上述信号通路与电场引起的定向迁移有关，cAMP、Rho、小 GTPase 等都可以调节角质形成细胞和神经细胞的趋电性。胞质内钙离子的变化也是一个重要的调节机制，但目前实验所得出的结论互相矛盾，一些实验证明钙离子在趋电性中发挥重要或必需作用，而另外一些研究则得到完全相反的结论。这或许与钙离子在细胞中发挥的广泛作用有关，钙离子除了可以参与信号转导外，还与细胞稳态、黏附、分化、迁移密切相关。

低氧调节角质形成细胞迁移的可能机制

电场作用下自噬调节细胞迁移的机制

2.4 磁场对生物组织的影响

2.4.1 磁场的分类

2.4.1.1 恒定磁场

磁场的大小与方向不随时间变化而改变的磁场，即恒定磁场。如磁片和电磁铁通以直流电所产生的磁场。

2.4.1.2 脉动磁场

磁场的大小和方向随时间的变化而发生规律性改变，即脉动磁场。

如同极旋转磁疗器，电磁铁通以脉动直流电和电磁按摩器产生的磁场。

2.4.1.3 交变磁场

磁场的大小和方向随时间变化而改变的磁场，即交变磁场。如工频磁疗机和异极旋转磁疗器产生的磁场。

2.4.1.4 脉冲磁场

用间歇振荡器产生间歇脉冲电流通入电磁铁的线圈，即可产生各种形状的脉冲磁场，其大小和方向可随时间变化。脉冲磁场的频率、波形长峰值可据需要调节。

磁场强度现尚无统一划分的标准。根据目前国内外磁疗应用情况，将磁场强度分为微磁场（<1 G）、弱磁场（1～100 G）、低磁场（101～500 G）、中磁场（501～1 500 G）、高磁场（1 501～3 000 G）、强磁场（>3 001 G）。

2.4.2 医用磁性材料

医用磁性材料可根据其磁性特点，分为硬磁和软磁材料两类。

2.4.2.1 硬磁材料

这种材料是指当除去磁化场后仍能对外保持磁性的永磁体。其特点是矫顽力高和最大磁能积大。

（1）铁氧体磁性材料　有钡铁氧体（$BaFe_{12}O_9$）和锶铁氧体（$SrFe_{12}O_9$），制造工艺同陶瓷，矫顽力较高，导阻率也高，不能作导电磁片，但原料价格低廉，已大量生产。

（2）金属磁性材料　通常分为磁钢（AlNiCO-5）和类磁钢（AlNiCO-8），矫顽力比铁氧体低，但最大磁能积比较高。

（3）稀土钴磁性材料　是由稀土元素，如钐、镨、铈等与钴元素合成的合金材料，是我国20世纪70年代初期制成的新磁性材料。它的磁性强、矫顽力高，最适于贴敷治疗，但价格昂贵。

2.4.2.2 软磁材料

这种材料即使受很小的外磁作用也能获得很强的表面磁场，除去外界磁场作用后，剩磁则很小，甚至没有。其特点是磁感应强度很高,矫顽力很低,适于做电磁疗器。电磁机贴芯用的硅钢片,因它的导电率高,导磁率(又称导磁系数)高,涡流损耗小,性能稳定,不易老化,产热较小而多用。

2.4.3 磁场对生物组织磁学性能的影响

2.4.3.1 磁场能使生物介质发生磁极化现象

原子的电子不断地围绕原子轨道和自旋运动,形成了“分子电流”。当处在外加磁场中时,在洛伦兹力的作用下,这些电子会改变运动状态,进而改变分子的结构和生物大分子的构象。如在 50 mT 的磁场作用下,L-赖氨酸肽链构象可改变,影响其“分子电流”,从而使生物介质出现宏观磁化强度而被磁化。外磁场照射生物体后会使它极化,出现不为零的磁化率,其大小代表由外加磁场在生物体中产生的磁效应的大小和特性。不同的生物组织具有不同的磁化率值和导磁率值,它们可以是标量、矢量和张量,这既依赖于组织的特性,也与所受的磁场类型,以及磁场梯度、磁场方向、作用的部位与范围、作用时间等相关。

2.4.3.2 影响磁场作用的生物因素

影响磁场作用的生物因素主要包括生物材料组成、生物体的磁性、外场作用的部位和生物的种属、功能状态及它对外磁场的敏感性等。根据不同磁场的强度,可将磁场的生物效应分为强磁场效应、地磁场效应和极弱磁场效应。高于 10^{-4} T 的属于强磁场,低于 10^{-7} T 的为极弱磁场或近零磁场。

2.4.3.3 磁场对生物组织的影响是多样性的

磁场能改变细胞内电荷运动方向,从而抑制细胞周期的正常进行,导致细胞分裂停止。在较高感生电势作用下,细胞可能被击穿,或被感生电流烧坏,或被磁矩扭曲,甚至引起细胞死亡。磁场的作用可促进组织细胞带电粒子的运动,调整生物膜的液晶结构,改变细胞膜的通透性,促进代谢过程,加强组织细胞的生长。

2.4.4 磁场作用于生物组织的靶点

磁场会影响细胞膜上质子、电子和离子等载流子的运动速度和方向，从而可在人体内产生微电流或改变体内电流。人体内有极为丰富的血管和淋巴管，在其内流动的血液或淋巴液中存在有钾、钠、钙、镁等多种无机盐，带电离子和分子。它们是一些具有容积导电性的容积导体，因此它们也是磁场作用的对象。

2.4.5 磁场生物学效应的特点

2.4.5.1 磁场效应存在作用阈值

生物受到磁场 B 和磁场梯度 dB/dx 作用时，它们的强度必须超过某一数值，才能引起生物效应。这一数值即为磁场的阈值。在磁场大于阈值后，其效应随磁场增大而增加。常用 B_c表示阈磁场，用 $(dB/dx)_c$表示阈值磁场梯度。不同的生物或生命现象具有不同的磁场阈值。

2.4.5.2 积累及滞后效应

磁场强度超过阈磁场时，作用时间越长，生物效应越显著，表现出累积效应。如用阈磁场和作用时间 t 的乘积表示磁场作用剂量，则电磁生物效应与磁作用剂量成正相关。生物体受外界因素作用引起某种生物效应后，经生物体的修复回到正常功能状态所需的时间叫生物弛豫时间。生物弛豫时间随磁场因子作用时间的增加而延长。在生物弛豫过程进行完之前，下一个刺激已来临，则效应可部分累积。这表明，磁场引起的生物效应拥有一个滞后，在一段时间后效果才显著，即使在停止磁场后其效果仍能维持一段时间。

2.4.5.3 生物效应与磁场的性质和频率相关

一般可分为恒定磁场和交变磁场。恒定磁场还应考虑磁场的均匀度（用梯度表示），交变磁场是场强和方向随时间变化的磁场，用频率表示。交变磁场中按频率分又有低频和高频，按波形分有正弦、脉动和脉冲型等。磁场强度是矢量，因此磁场的作用具有方向性。由于磁场强度和梯度都是矢量,它们以力、力矩、电动势等形式作用于生物体中的“小磁体”上。在作用过程中,磁场的大小和方向随时间而改。因此,其综合效果可能互相减弱甚至抵消,又因被测对象在场中的运动状况不同,对不同动物所得的结果也会不同。

实验表明,脉冲磁场的损伤作用与细胞大小有关,例如,喇叭虫(大小约 800 μm)在 18 T 的脉冲磁场作用后死亡,麦粒赭虫(约 400 μm)在 32 T 下致死,草履虫在 23 T 下冲击 3 次可致死,而四膜虫(约 30 μm)在 23 T 下多次受击而无损。可见,细胞越大越容易被脉冲磁场破坏。

2.4.6 磁场作用于人体的特点

经长期实验研究,关于磁场对生物体的作用,人们在宏观上观察到下列一些共同点。

2.4.6.1 磁场作用有一定的阈值

磁场或磁场梯度必须超过一定的阈值,才能产生生物磁效应,不同生物的阈值不同。不同生物或生物的不同层次,要发生可观测到的生物指标改变,需一定的场强,并需一定的作用时间。譬如,低磁场无抑菌作用,14 000 G 的高磁场则有抑菌作用;S-37 小鼠瘤细胞在 4 400 ~ 8 000 G 的磁场中,37 ℃ 18 h 后产生变性(退化),但在 1 000 ~ 2 000 G 的磁场中,同样的温度和时间后却无任何变化。

2.4.6.2 受磁场场型的影响

磁场的分布(恒定或交变均匀或非均匀)对生物的作用有显著影响。磁场的作用有一定的梯度,不同频率交变的、正弦式脉冲及旋转的磁场,所得结果都不相同,甚至相反。例如均匀磁场使小鼠体重明显降低,非均匀磁场小白鼠体重降低则不明显;恒定磁场有抑菌作用,而交变磁场不但无抑菌作用,反而使细菌繁殖加速。

2.4.6.3 磁场的作用具有矢量效应

磁场强度和梯度都是矢量,磁场和磁场梯度都具有方向性,它们在生物体内引起的物理作用也具有方向性。因此实验对象在磁场中的位置,是固定体位或自由活动体位,所得结果也会显著不同。

2.4.6.4 磁场的作用具有滞后、累积和放大等特性

磁疗作用大小,不仅与磁场强弱和磁场梯度有关,而且与磁场作用时间的长短有关,如贴敷磁片,一般随贴敷时间增加而疗效提高。人们还注意到磁场的生物效应。因为磁场这种物理因素要引起生物体在代谢、功能、结构上发生变化,需在磁场作用于生物体一段时间之后,这叫滞后。引起滞后的原因在于在生物大分子中,有各种偶极子、离子基因或结合的无机离子,它们受位阻和势能的限制,在空间上只能有少数稳定的构象位置(平衡位置)。在外电作用下,它们可发生从一个平衡位置向另一个平衡位置的跃进。由于离子基团和络合离子也都以不同的键合形式存在(如氢键),它们之间也同样有电偶极矩。当电偶极矩发生趋向外电场的转动时,必须克服一定的势垒,所以必须有一个时间过程。从能量观点上看,作用剂量(场强和梯度与时间的乘积)越大,引起的生物效应亦越大,这表现为累积效应。一般说来,外加磁场的能量是很小的,但它能产生能量变化,其原因在于磁场仅是一种触发条件,经体内信息反馈和放大,最后导致很大的能量变化,称之信息放大。磁场生物效应异常复杂而多样化,它可表现在生物大分子、细胞、组织以及器官,甚至于整体,它可作用于某些遗传因子,导致遗传变异,亦可导致生物生长、发育变化。

2.4.7 磁场的作用机制

从生物物理角度分析,其产生影响的机制如下。

2.4.7.1 磁场对自由基活动的影响

自由基具有较强的化学活性,它带有未抵消的电荷和自旋磁矩。在磁场作用下,既会受到劳伦兹(Lorentz)力的作用,又会使磁矩受到转矩作用。

2.4.7.2 磁场对电子传送的影响

生命过程中存在氧化还原,而氧化还原过程身就是一个电子传递过程。如 $Fe^{2+}\rightarrow Fe^{3+}$,又如在高铁血红蛋白还原为血红蛋白时,这个过

程就可受磁场影响。又如光能转变为化学能亦包含电子传递过程。

2.4.7.3 磁场对生物膜通透性的影响

生物膜对钠、钾、钙等离子有主动和被动运输作用。磁场会对生物膜的离子运输作用有影响,从而导致细胞生理、生化、功能的改变,影响生命过程。

2.4.7.4 磁场对蛋白质和酶活性有影响

一些蛋白质和酶类含有过渡族金属离子,表现为顺磁性。这些离子所在部位又常常是酶的活性中心。所以磁场可通过对这些离子的作用,影响酶的活性中心,进而影响新陈代谢反应。

2.4.7.5 磁场对遗传基因的影响

DNA 具有复杂的双螺旋结构。每条键-键间能约 1 电子伏特(eV)。两条螺旋间的碱基以氢键结合的键能约 10^{-2} eV。有人提出,磁场可能引起 DNA 中氢键的变化,影响 H^{+}(质子)的隧道效应,从而引起 DNA 局部空间构象改变,导致遗传变异。

2.4.7.6 磁场对生物电的影响

众所周知,电动生磁,磁动生电,磁与电是密切联系的。一切生命现象,如神经冲动的传导、肌肉的运动、大脑的活动等均与机体内电子传递或离子转移有关。磁场可以影响电子或离子的运动速度和方向,因此磁场可以引起生物电的质和量的变化。不仅限于此,当磁场作用于人体时,还可在人体内产生微电流。人体内有极为丰富的血管和淋巴管,其内流动血液和淋巴液,而在这些液体中有钾、钠、钙、镁等多种无机盐,带电离子和分子,因此可将血管和淋巴管中的液体看作是流动着的导体,导体在磁场中若与磁力线呈垂直方向运动时则产生微电流,这就是静磁疗法在机体中产生微电流的机制。而当用动磁场治疗,磁力线切割血管、淋巴管、神经等导体时,同样也将在导体中产生微电流。

机体内产生的微电流,不仅可影响人体的生物电,而且其本身还可引起离子浓度和运动速度的变化,从而产热。这种热虽然有限,但仍可使局部血液循环旺盛,机体的生理和生化反应加速。

2.4.7.7 磁场对神经体液的影响

人体神经体液系统的基本活动过程是兴奋和抑制,而控制这过程的最基本的物质是神经递质和相应的水解酶,特别是乙酰胆碱与胆碱酯酶。

人体胆碱酯酶有两大类:乙酰胆碱酯酶(又称真性胆碱酯酶)和非特异胆碱酯酶(又称假性胆碱酯酶)。钾离子和氯离子、新斯的明、毒扁豆碱、大量乙酰胆碱等可降低胆碱酯酶的活性,而钙离子、镁离子、适当的机械刺激、电磁作用等能增加其活性。酶的活性中心还有微量金属磁性离子,如铁、钴、锰、铬等,磁场通过对这些离子的影响可提高胆碱酯酶的活性。

在急性钝挫伤时,由于大量钾离子从损伤的细胞中逸出,局部钾离子浓度增高,使胆碱酯酶、单胺氧化酶、组胺酶、激肽酶等被抑制,活性降低;同时也使乙酰胆碱、5-羟色胺、组胺、激肽、缓激肽等递质大量聚集,刺激血管,使其通透性增加,大量液体渗出,压迫和刺激神经末梢及感受器,从而引起水肿和疼痛。这时进行磁疗,则可使上述酶的活性提高,致痛物质迅速水解,以促进病理过程好转,使症状随之减退甚至消失。

机体免疫是一种自我识别和排除异物的过程,包括防疫、自我稳定和监视作用。免疫通过细胞免疫和体液免疫进行。有研究报道,磁场作用于足三里,可以增加食欲,改善睡眠,说明磁疗有调整机体功能的作用。实验资料表明,磁疗能使白细胞增多和吞噬能力增强3~4倍。当人体受到细菌侵袭时,磁疗通过白细胞,将有害细菌包围吞噬,从而提高人体的抗病能力,加速疾病痊愈。

2.4.8 磁场的治疗作用

2.4.8.1 止痛作用

磁疗的止痛作用机制可能是多方面的。磁疗能改善血液循环和组织营养,纠正由缺血、缺氧、水肿、致痛物质聚集等所导致的疼痛;其次,磁场能提高水解酶的活性使缓激肽、组胺、5-羟色胺等致痛物质水解或转化。此外，磁场作用于穴位，使穴位的生理生化发生改变，疏通经络，调和气血。

磁疗止痛效果快慢不一，有的立即止痛，有的则要 24 ~ 48 h 或更长时间才能出现效果。大多数患者在磁疗后数分钟至数十分钟即可获得止痛效果。

2.4.8.2 镇静作用

磁疗可改善睡眠状态，延长睡眠时间，可缓解肌肉痉挛，减轻瘙痒等。此可能与磁疗对经络和神经的调节作用有关。

2.4.8.3 消炎作用

大量实验研究及临床观察证实，磁疗有抗炎作用。可能是由于血液循环加强，组织通透性增加，炎症产物得到及时排除，水肿减轻，组织酸中毒改善，一些酶（组胺酶、缓激肽酶及乙酰胆碱酯酶等）的活性提高。此外，磁场使机体免疫力提高，pH 值增加等也对炎症的消散起一定作用。

2.4.8.4 消肿作用

慢性炎症和软组织损伤引起的组织局部水肿，磁疗后均能很快减轻或消失。其原因主要是磁疗后，局部微血管扩张，血流加快，促使渗出液吸收和水肿消散。

2.4.8.5 降压作用

因磁疗对经络和自主神经有调节作用，故磁疗后可使动静脉毛细血管扩张，外周血管阻力降低，微循环功能改善，血压下降。此外，磁疗后睡眠好转，高级中枢神经的调节功能得到改善，亦有利于血压下降。

2.4.8.6 对肿瘤的作用

磁疗对良性和恶性肿瘤均有一定的作用，可使良性肿瘤，如纤维脂肪瘤、粉瘤、淋巴瘤、腱鞘囊肿等缩小或消失；对恶性肿瘤，如消化道腺癌、淋巴瘤、肝癌、纤维肉瘤等亦能缩小肿块及改善症状。对肿瘤作用的机制目前尚不清楚，有待进一步研究。

正如前面所提到的，磁场能够显著改善机体的微循环障碍，具有较为明显的抗炎、镇痛的功效。同时，一定强度的磁场能够提高机体的骨质量，调控骨代谢，并能在一定程度上抑制肿瘤细胞的生长。过去数十年的再生医学研究证实，电磁场可刺激细胞增殖和分化。最近的研究主要强调 EMFs 的生物学效应及如何利用其控制组织再生和创面愈合。许多研究报道了 EMFs 在创面愈合的诸多过程中均发挥积极的促进作用。EMFs 对创面愈合机制的多个不同组分均有调控作用，尤其是其低频和非热效应。EMFs 可能影响 NO 信号转导、细胞因子调节、生长因子的表达、细胞迁移和增殖、MAPK/ERK 信号通路的调节等。创面应用低频 EMF 可能发挥抗炎效果，同时促进上皮化进程。上述效应甚至在低频(30 ~ 300 kHz)甚至极低频(3 ~ 30 Hz)磁场作用下均可检测到。

(张均辉　黄跃生　张家平)

2.5 电磁场的创面应用实例

慢性难愈合创面是一大类长期不愈合或难愈合的组织损伤，发病机制复杂，治疗难度大，目前临床疗效尚有待完善。利用电磁场(EMF)作用于人体治疗疾病的方法被称为电磁疗法(electromagnetic therapy，EMT)。广义的电磁疗法包括直流电疗法、低频电刺激疗法、电磁场疗法、高频电场疗法、高压电位疗法等，是物理疗法的重要组成部分。电磁疗法具有非侵入性、无明显疼痛及不良反应等特点，在加速组织再生修复促进创面愈合方面具有独特优势，为慢性难愈合创面的治疗提供了新的选择。例如，Aziz 等采用系统综述的方法评价 EMT 对下肢血管性溃疡和压力性溃疡等慢性创面的临床随机对照试验(randomized controlled trial，RCT)研究，初步证实了 EMT 对慢性创面的有效性。本文罗列了近年来 EMF 在组织工程及创面治疗方面的应用研究，总结了各研究的治疗参数、方案及作用机制，如表 2.1 所示。

表 2.1　电磁场在组织工程及创面愈合中的应用(摘自 Cell Prolif.,2014,47,485-493.)

研究	研究过程	生物模型	电磁场类型	暴露频率	暴露强度	持续时间	结论
Fassina (2008)	电磁场刺激成骨细胞分化及表面修饰	人成骨细胞系 SAOS-2	PEMF	75 Hz	2 mT	24 h × 22 d	PEMF 促进成骨细胞增殖,Ⅰ-型胶原核心蛋白聚糖和骨钙素表达增加
Patino (1996)	PEMF 对创面愈合的影响	雄性 Wistar 大鼠	PEMF	50 Hz	20 mT	35 min ×2 次/d × 7、14、21 d	PEMF 促进创面愈合
Callaghan (2007)	PEMF 对糖尿病及正常创面愈合的影响	db/db and C57BL6 小鼠,小鼠内皮细胞,人脐静脉内皮细胞	PEMF	15 Hz	0～12 G	8 h×7、14、21 d	PEMF 能加快正常及糖尿病创面的愈合,防止缺血性组织坏死
Ahmadian(2006)	ELF/PEMF 对表皮胶原合成的影响	雄性 SD 大鼠	ELF/PEMF	25、50、100 Hz	1、2、4 mT	2.5 h× 8 d	ELF/PEMF 促进胶原合成。25 Hz,2 和 4 mT 作用最为显著
Ceccarelli(2013)	PEMF 对细胞活力、细胞外基质的分布及合成的影响	人间充质干细胞 MSCs;骨髓及脂肪源性组织 MSCs	PEMF	(75 ± 2)Hz	(2±0.2)mT	5、10、30 min,1、4、8 h/d× 21 d	PEMF 刺激骨细胞外基质沉积,促进骨髓源性 MSCs 分化成骨细胞的作用较脂肪源性 MSCs 强

续表 2.1

研究	研究过程	生物模型	电磁场类型	暴露频率	暴露强度	持续时间	结论
Park (2013)	EMF 诱导骨源性 MSCs 分化的信号转导通路	人骨源性 MSCs	ELF-EMF	50、100 Hz	1 mT	90 min	ELF-EMF 通过 EGFR 信号通路及中度 ROS 生成促进骨源性 MSCs 的神经元分化
Girolamo (2013)	PEMF 对肌腱细胞的生物学效应研究	人肌腱细胞	PEMF	75 Hz	1.5 mT	4、8 或 12 h	PEM 促进细胞增殖，肌腱特异性标志物的表达，促进抗炎细胞因子及血管生成因子的释放
Luo (2012)	PEMF 促进人 MSCs 成骨性分化	人骨髓源性 MSCs	ELF/PEMF	5、25、50、75、100、150 Hz	1.1 mT	30 min/d ×21 d	PEMF 诱导碱性磷酸酶及骨钙素的产生；50 Hz 的效果最佳

在 EMF 中,电解质内的自由电荷会发生一定方向的移动,进而产生感应电荷,称之为电解质的静电感应现象;而电解质中的束缚电荷也会在 EMF 作用下发生移动,由无机分子转变为有机分子,并沿着电场方向规则的排列,称之为电介质的极化现象。上述组织中有机和无机分子在 EMF 作用下产生规则或不规则的运动,会使体内的电荷重新分配,从而产生一系列病理生理改变,是 EMF 治疗作用的生物物理学基础。

2.5.1 恒定直流电疗法

利用平稳的低电压直流电场(low-intensity direct current electric field,LIDCEF)治疗疾病的方法称为直流电疗法(direct current therapy,DCT),是较早应用的电疗方法之一。在直流电场作用下,两电极间产生电位差,机体组织的离子和(或)粒子沿电流方向发生移动,并导致细胞由随机方向的运动转变为定向的移动,这种细胞在电场作用下发生定向迁移的特性称为细胞的趋电性,是 DCT 作用的基础。

2.5.1.1 DCT 引发的病理生理改变

(1)激活细胞的趋电性,加速成纤维细胞和角质形成细胞定向迁移,促进肉芽组织生长　LIDCEF 可刺激细胞膜上的 L 型电压门控钙通道开放,导致细胞内钙、镁离子浓度增加,钠、钾离子浓度降低,蛋白质分子向阳极迁移,有利于水肿与渗出消散。实验数据表明,在低电流密度(0.02～0.06 mA/cm^2)直流电作用下,白细胞和巨噬细胞的杀菌效应增强,再生修复过程加速,这种效应在阳极更为明显,而在较高电流密度(0.2 mA/cm^2)直流电作用下,则可能加重创面的炎症反应,刺激纤维组织的增生。

(2)刺激局部组织微小血管扩张,促进血液循环　LIDCEF 的阳极产生偏酸性物质,阴极产生偏碱性物质,刺激局部组织释放组织多肽而致血管扩张,表现为电极下皮肤充血,局部血流量可增加 14.9% 左右,持续时间可达 30 min 以上。

(3)调节神经兴奋性　LIDCEF 对神经系统的影响因其作用极

性的不同而不同：当阳极置于腰骶部，阴极置于颈后部时，上行电流通过脊柱，可使神经反射的兴奋性升高；反之，下行电流则通过脊柱，可使神经反射兴奋性降低。对神经系统的作用是 LIDCEF 治疗脊柱损伤患者慢性创面的主要生理基础之一。

2.5.1.2 DCT 临床应用的范围及方案

（1）适应证　慢性溃疡、创面、术后粘连、神经痛、关节炎、神经炎、自主神经功能紊乱、血栓性静脉炎、骨折延迟愈合、软化瘢痕、松解粘连等都可以应用直流电治疗。

（2）操作方法　根据创面或瘢痕位置及创面大小选择合适的电极及衬垫。使用时衬垫浸以温水并拧干，以降低皮肤电阻。治疗时必须使电极通过衬垫与人体紧密接触，然后盖以胶布或塑料布，根据情况用沙袋或绷带等固定。

（3）治疗剂量　按电流密度计算，即每平方厘米衬垫面积上的电流量。原则上治疗时电流密度以不引起疼痛为宜。用于成人一般电流密度为 0.05～0.50 mA/cm^2，通电时间一般为 15～25 min，1 次/d，10～20 次为一个疗程。开始治疗时和结束治疗时均应缓慢调升或调低电流强度，嘱患者治疗时不得移动，注意预防电烧伤。

（4）禁忌证　恶性血液系统疾病、恶性肿瘤、急性湿疹以及对电流不能耐受者。对皮肤感觉障碍的患者，治疗时要严密观察或慎用。

2.5.1.3 临床研究举例

临床研究表明，DCT 对慢性创面再上皮化和真皮组织重建有重要作用。DCT 不仅可明显改善烧伤大鼠创面血浆白蛋白的渗出，减轻烧伤后的水肿，还能加快深二度烧伤创面的再上皮化和再血管化，改善毛发生长，减轻创面收缩和真皮纤维化。Mollier-Tehrani 等发现 DCT 可增加慢性创面修复过程中血管内皮细胞生长因子的表达和氧化氮的释放，改善创面局部血流供应，促进糖尿病足溃疡创面愈合。Adegoke 和 Badmod 等采用 DCT 治疗脊髓损伤患者的压力性溃疡创面，结果表明，DCT 刺激结合常规治疗可加速脊髓损伤患者Ⅳ期压力性溃疡的康复。Adunsky 和 Ohry 等采用一项多中心、双盲 RCT 研究证实了 DCT 促进压力性溃疡愈合的临床有效性,并提示创面发生早期阶段应用 DCT 效果明显。

2.5.2 电刺激疗法

2.5.2.1 电刺激疗法的定义及历史回顾

电刺激疗法(electrical stimulation therapy, EST)是指利用电流促进神经肌肉及皮肤组织结构与功能康复的电磁疗法,适用范围较广,可用于神经、肌肉、泌尿、生殖系统和皮肤的功能与组织修复。早在 300 年前就有电刺激治疗促进瘟疫后损伤皮肤愈合的记载。1910 年,因缺乏充分的科学依据,该治疗不再应用于临床。20 世纪 60 年代,在采用 200～1 000 A 的直流电刺激治疗慢性缺血性皮肤溃疡取得满意效果,该治疗又被人们重新认识。1985 年 Carley 等报道了 30 例慢性皮肤溃疡患者的随机对照试验(RCT),证实电刺激组溃疡创面的愈合速度比对照组快 1.5～2.5 倍。直流电在治疗过程中,正、负极上出现的电化学反应可使两极位置的 pH 呈相反变化,而交流电能显著改善这种情况。因此,人们在应用直流电的同时也在摸索非直流电的给予方式,并取得较满意的临床效果。交流电用于临床治疗是从刺激创面附近的神经开始的,刺激创面的神经有助于其愈合。Lundeberg 等完成了交流电治疗糖尿病溃疡的 RCT,将 64 例患者随机分为安慰治疗组和交流电治疗组。经过 12 周治疗,两组患者创面愈合率分别为 15%、42%,提示交流电临床治疗的有效性。

2.5.2.2 电刺激参数及方案

直流电刺激时电流通常很小,大约几百微安(μA);低压脉冲电流脉冲最多持续 1 s,电压最高为 150 V;单相和双相脉冲电流可实现低电压及快速高压脉冲。电刺激方案有持续直流刺激、直流脉冲刺激和交流电刺激。除了不同的刺激类型外,在体实验还涉及大量的具体参数选择,如振幅、频率(交流和脉冲直流电)、周期、持续时间、强度等。根据产生脉冲电流的电压不同,把用于临床治疗的脉冲电流初步分为两类:低电压脉冲电流、高电压脉冲电流。高电压脉冲电流治疗是一种较新的电刺激治疗方法,其优点是基本不引起痛觉、刺激时间短、电极处无明显的电化学反应。

2.5.2.3 临床应用举例

研究1:1993年报道了74例2级和3级慢性糖尿病溃疡(参照Wagner分类法)患者的多中心双盲治疗研究,其中低电压脉冲电流治疗组43例、安慰治疗组31例。经过8周的施治,两组分别有25例和1例患者溃疡愈合,说明低电压脉冲电流治疗能显著提高2级和3级慢性糖尿病溃疡患者的治愈率。

研究2:德国的一项临床研究中使用了多极性的Dermapulse®,其脉冲频率为128 Hz,平均电流强度为300 μA。该临床试验以安慰剂为对照,针对慢性下肢静脉性溃疡进行双盲研究,发现外加电场可以缓解疼痛、改善灌注、促进慢性溃疡创面愈合。

研究3:Franek进行了高电压脉冲电流治疗小腿静脉性溃疡的随机对照试验,把79例患者分为3组,其中电刺激组33例、药物治疗组32例、对照组14例。电刺激采用单相双峰脉冲方式,0、1 ms,100 V、100 Hz,50 min/次,1次/d,每周6次。治疗2周后,与其他组相比,电刺激组创面愈合速度最快。

研究4:Houghton等将27例患者共计42处慢性小腿部位压力性溃疡根据病因分别进行电刺激治疗和假电刺激治疗。电刺激条件为150 V、100 Hz,45 min/次,每周3次。治疗4周后,电刺激治疗患者未愈合的溃疡面积比假电刺激治疗明显缩小,说明此电刺激疗法能加速慢性溃疡创面的愈合。由上可见,虽然很难有一种机制确切、标准规范的电刺激治疗方案,但它已经成为治疗难愈性溃疡的有效措施。

2.5.2.4 电刺激疗法引发的病理生理改变及治疗作用

(1)外源性电场的作用　当皮肤出现损伤或创面时细胞内钙离子通道开放增加或细胞去极化增强,形成内源性电场(endogenous electric field, EEF）和“损伤”电流，即“皮肤电池”，EEF的存在可改变细胞膜电位，增加细胞膜的通透性，刺激细胞的趋电性，进而促进创周成纤维细胞和角质形成细胞等修复细胞的定向性迁移，而创面愈合后，这种电流将会消失。外源性电场所提供的外源性电场不仅可增强细胞的趋电性，而且可对细胞内多种金属离子依赖酶如胆碱酯酶、单胺氧化酶、组胺酶以及细胞因子的活性产生影响。

（2）促进细胞增殖和细胞因子释放　EST可促进角质形成细胞增殖和血管内皮细胞生长因子释放，刺激新生血管形成。梁玲等观察到，EMF干预的角质形成细胞生长因子基因修饰的表皮干细胞移植组的创面愈合率及上皮化程度效果均优于其他组。

（3）改善循环效应　低频脉冲电流，尤其是50 Hz促进局部组织血液循环改善效应明显。其机制包括：①轴突反射。EST刺激皮肤感受器引起轴突反射，可刺激小动脉壁使微小动脉扩张。②生物活性物质释放。外源性电场刺激皮肤释放P物质与乙酰胆碱等物质，引起小动脉扩张，而组胺的释放增加可致毛细血管扩张，引起更为持久的充血。

（4）镇痛效应　镇痛作用比较好的低频电流频率约为100 Hz。其机制包括：①EST经感觉神经粗纤维传至脊髓后角胶质细胞引起非痛性刺激，通过竞争性抑制，使疼痛感觉传入受阻，达到镇痛效果；②EST刺激神经系统释放内源性的吗啡样神经介质如脑啡肽、内啡肽而引起镇痛效应。

（5）抑菌效应　EST对细菌生长的抑制作用也被提出作为其促进创面愈合效果的机制之一。研究显示阴极电流的抑菌效果更为显著。目前，电刺激促进慢性创面的临床效果已经被初步证实，Mgnoni等针对下肢慢性创面的临床RCT发现，12周的EST能够缓解创面疼痛，改善创面状态，加速创面的愈合过程；多中心的临床研究亦提示，应用EST治疗后，慢性创面的面积显著缩小，创面肉芽生长明显，治疗的有效率和耐受性均较理想，提示EST是一种安全、有效的治疗慢性和复杂创面且耐受性和依从性较好的治疗方法。

2.5.3 高频电场疗法

高频电场疗法是指利用频率>100 kHz 的脉冲电流治疗疾病的方法，国外称为高频透热疗法(high-frequency diathermy，HFD)。

2.5.3.1 生物学效应及作用机制

高频电场作用于人体时，主要产生热效应和非热效应两种生物学效应。

(1)热效应　高频电场可造成组织的电解质离子和电介质粒子发生高频震荡或移动而产热，称为内生性热效应。内生性热效应可改善深部组织微循环，增加静脉、淋巴的回流，促进渗出液的吸收，减轻组织肿胀引起的疼痛，达到止痛、促进组织修复作用。与外源性透射热效应比较，内生性热效应的作用深度明显增加，对深部组织的慢性创面有着其他治疗方法难以企及的优势。

(2)非热效应　是指在高频电场作用下，在组织温度未明显升高的状态下，出现组织中的电解质离子带电胶体和偶极子的振动，产生一系列病理生理改变的效应，其非热效应可刺激炎症细胞功能，加速神经纤维再生，促进炎症吸收及组织修复。

2.5.3.2 临床应用

根据电磁波的波长与频率不同，高频电场疗法可分为短波疗法(short wave therapy，SWT)、超短波疗法(ultrashort wave therapy，USWT)及微波疗法(microwave therapy，MWT)等。

(1)短波疗法　短波的波长为10～100 m，频率为3～30 MHz。国外较多应用的波长为111 m(频率27.12 MHz)，国内较多应用的波长为2 m(频率13.56 MHz)。短波可促进血液循环及炎症的吸收，作用部位较深，对慢性创面的愈合效果较为明显。谢慧清等研究了超短波对烧伤肉芽创面受皮区皮片成活的影响。32例邮票皮移植及40例整张刃厚皮移植术后根据是否给予超短波治疗分别分为两组，治疗组术后接受无热量超短波治疗，对照组术后未接受超短波治疗。结果表明，治疗组创面愈合时间、水疱发生率和严重程度均明显低于对照组，说明超短波治疗能明显促进烧伤肉芽创面植皮片的成活，加速烧伤创面的愈合。

(2)超短波疗法　超短波的波长为 1 ~ 10 m，频率为 30 ~ 300 MHz，国内应用更为广泛。超短波的治疗效应与短波大致相同，但其非热效应比短波更为显著。乔鸿飞等发现，USWT 可促进糖尿病溃疡创面愈合，愈合速度加快。柳清等采用中药配合 USWT 治疗烧伤后慢性创面，结果表明 USWT 可改善创面局部循环，增加药物浓度，进而促进创面愈合。

1)作用机制：超短波作用于人体主要产生热效应和热外效应，其热效应与其他传导热在成因、深度、强度、稳定性、均匀性等方面，都存在显著的不同。热外效应被认为是由于组织内电解质离子和带电胶体高速振动和偶极子的高速旋转，带电颗粒与乳脂红细胞沿电场力线分布排列成串珠状，以及蛋白质结构、细胞膜上荷电粒子的浓度、细胞结构、膜通透性、细胞功能等的改变而产生的不呈现温热感的效应(表 2.2)。

表 2.2　超短波热效应与传导热对比

因素	超短波热效应	传导热
成因	带电颗粒在高频电场中急剧震荡和旋转时与周围物质摩擦产生，属“内源性”热	热源在体外，经与人体接触和组织的传导传入人体，属“外源性”热
深度	深	浅
强度	可以很大	不易很大，因皮肤不耐受
稳定性	可保持稳定	逐渐降低
均匀性	较均匀	不均匀

2)生物学效应:①改善神经功能,使炎症病灶的兴奋性降低;②消除炎症组织的酸中毒,利于炎症逆转;③增强免疫功能,抑制炎症组织中细菌的生长;④加速肉芽组织和结缔组织再生,促进创面愈合(表2.3)。

表2.3 超短波剂量分级表

剂量级	名称	被治疗者感觉
Ⅰ	无热量	无感觉
Ⅱ	微热量	恰好有热感
Ⅲ	温热量	舒适温热感
Ⅳ	热量	能耐受的明显热感

3)临床应用:超短波可用于各种急性炎症慢性炎症、残余创面、神经疼痛、急性肾功能衰竭、断指再植后保持小静脉通畅等。其对不同炎症时期的作用机制不同,因此剂量选择也不同。对于急性化脓性炎症,需采用无热量或微热量的剂量级别,10 ~ 15 min/次,1 次/d;而对于亚急性和慢性炎症,则需要采用中等剂量的微热量或温热量治疗,15 ~20 min/次,1 ~2 次/d。治疗时电极采用电容场法,电极放置有对置、并置两种方法。有出血倾向、恶性肿瘤、活动性肺结核,以及植入心脏起搏器和金属内固定物者禁忌使用。

(3)微波疗法　微波的波长为 1 ~ 10 000 m,频率为 300 ~ 300 000 MHz,临床中分为分米波(波长 100 ~ 1 000 mm)、厘米波(波长 10 ~ 100 mm)、毫米波(波长 1 ~ 10 mm)。

1)生物学效应及作用机制:微波对生物组织具有电场、磁场及外热效应等多种作用。微波理疗可有效改善受热局部组织微循环,纠正组织缺氧,增强白细胞吞噬功能,改善局部组织代谢和营养状况,有利于消除组织水肿,促进局部受损组织修复。微波理疗除广泛应用于肿瘤的一些治疗外,还用于术后促进创面愈合和机体功能的恢复。有人对乳腺癌术后接受放疗患者采用微波理疗,证实对创面愈合有促进作用,并可缓解上肢水肿和运动障碍。对于慢性创面的治疗,微波治疗的作用机制与其温热效应更为相关,可使局部组织温度升高,深部血管扩张,促进血液淋巴循环,从而促进炎症渗出的吸收,加快组织修复过程。

2)注意事项:创面局部温度应根据病人感觉与反应谨慎控制,可通过调节输出功率将温度控制在理想范围。体表温度一般控制在 33 ~ 37 ℃,皮下温度要在 36 ~ 39 ℃,此时患者感温热舒适。温度过低达不到治疗效果,而温度过高会损伤新生的肉芽组织,甚至引起局部组织烫伤和坏死。

2.5.4 高压电位疗法

利用高压交变电流所产生的电场治疗疾病的方法称为高压交变疗法(high voltage alternating current therapy,HVACT),也称为高压电位疗法(high-voltage pulsed current therapy,HVPC),其输出电压可高达 30 kV,而电流一般不超过 3 ~5 mA。

2.5.4.1 生物学效应及作用机制

HVACT 治疗作用主要是基于高压交变电场的作用,同时也有空气负离子流臭氧和二氧化氮的作用:高压交变电场能产生明显的血管反应,初期促进皮肤毛细血管收缩,后使其扩张,从而改善局部血液循环,增强氧代谢过程,加速创面愈合;高压交变电场产生的电离空气对皮肤感受器是一种微小的机械刺激,可通过神经末梢反射影响中枢神经系统;在高压交变电场中,空气中的氧更易于被氧化成臭氧,可提高氧合血红蛋白的浓度,并兼具杀菌作用,亦能促进创面的愈合。

2.5.4.2 临床应用

研究发现,30 kV 交变电场治疗肢体皮肤化脓性感染创面,有效率可达 71.5%。Kim 等研究发现,HVACT 通过刺激Ⅰ型胶原蛋白、α-肌动蛋白和转化生长因子 1 mRNA 的表达,进而促进糖尿病大鼠慢性创面的愈合。Franek 等与 Recia 等的多项临床研究亦证实 HVACT 可显著提高Ⅱ～Ⅳ期压力性溃疡、下肢静脉性溃疡和糖尿病溃疡等慢性创面的愈合率。

2.5.5 极低频电磁场疗法

极低频电磁场(extremely low frequency electromagnetic field, ELF-EMF)代表了非电离的低能量电磁场的一种形式,在特定参数“窗口”下发挥生物学功能,具有创面治疗效果的 ELF-EMF 具有极低频率(1～80 Hz)和低振幅(0.2～20.0 mT)。PEMF 是极低频电磁场的一种类型,其临床应用的可行性研究已经进行了 30 多年,频率和场强分别低于 100 Hz 和 3 mT 可更加有效地加快创面修复过程。

2.5.5.1 生物学效应及疗效概况

伤后 ELF-EMF 作用于直接影响慢性创面环境的愈合途径,尤其是狭窄的流体通道,将细胞分开并且影响细胞—细胞间信号转导,涉及激素、抗体、神经递质的其他细胞学事件等。这些通道提供了比细胞膜低得多的阻抗,并可能潜在地介导电磁场的作用,其效应受到限制(频率和强度)以缩小生物活性窗。这个概念解释了 ELF-EMF 刺激对创面愈合中涉及的角质形成细胞,成纤维细胞和其他细胞谱系的行为的影响。人体临床研究表明,PEMF 可以有效缩短创面愈合时间,降低下肢静脉性溃疡的复发率,并减轻患者疼痛。整体动物实验也证明 PEMF 可以显著缩小创面,促进愈合。PEMF 可以刺激创面床早期结缔组织生成和血管新生,早期胶原合成及成熟,促进创面早期愈合。

2.5.5.2 人体临床研究

通过 PubMed 数据库检索确定 5 项临床试验研究,这些研究报道了 ELF-EMF 在溃疡愈合过程中的临床疗效,其中 4 项采用了 PEMF。其中 3 项研究报告了临床有效,而样本量最低的 2 项未能给出结论(表 2.4)。

表 2.4 使用 ELF-EMF(包括 PEMF)进行溃疡创面治疗的临床研究概述

溃疡性质(部位)	研究设计	n	治疗方案	治疗周期	结局
静脉性溃疡(小腿)	RCT;双盲	37	分组:19 名暴露于活性刺激器(实验组);18 名接触虚拟刺激器(对照组) 暴露:PEMF 75 Hz,2.8 mT,3 ~4 h/d 评估方法:静脉压,踝关节水肿,肉芽组织,上皮化	13 周	治疗 90 d 后及随访期间,试验组的成功率显著高于对照组($P<0.05$)
慢性静脉曲张(小腿)	非随机;双盲;对照	17	分组:8 名接受有效的 PEMF 治疗;9 名接受无效的 PEMF 治疗;所有患者在整个研究期间接受局部治疗 暴露:PEMF 5 Hz,15 min,2 次/周 评估方法:溃疡大小,腿围,疼痛程度,感染情况	5 周	1. 两组之间无统计学意义 2. 观察到暴露于活性 PEMF 的患者溃疡大小和小腿围减少的倾向
顽固性静脉性溃疡(小腿)	随机;前瞻性;双盲;安慰剂对照	31	分组:治疗组中的 18 名患者;安慰剂组 13 名患者;所有患者都接受了辅助伤口敷料治疗 暴露:PEMF-2.2 mT,3 h/d 评估方法:创面面积,溃疡深度和疼痛强度,肉芽组织质量和数量	8~12 周	治疗组 50% 的溃疡愈合或显著改善,而安慰剂组为 0%;治疗组伤口深度和疼痛强度均显著降低

续表 2.4

溃疡性质（部位）	研究设计	n	治疗方案	治疗周期	结局
慢性动、静脉性溃疡(小腿)	非随机；系列病例	26	分组：5 名患者仅暴露于 ELF；21 名患者暴露于 ELF 和 SMF 的组合 暴露：3.63 mT，2～3 h/d，3 次/周 评估方法：愈合速度，溃疡大小和外观随访	16 周	ELF 暴露后，16 周以内 69% 被治愈，痊愈> 50%。在治疗结束后，溃疡的愈合至少可维持 6 个月，甚至长达 2 年
压迫性溃疡(脊柱)	随机；双盲	12	分组：6 名患者接受 PEMF 治疗；6 名患者接受假处理；所有患者每天接受盐水清洗 暴露：PEMF-1 Hz 正弦波，45 min，5 次/周 评估方法：通过 BJWAT 和 NPUAP 方案评估伤口愈合	24 周	PEMF 组和对照组在压疮愈合方面无统计学意义

1990 年 Ieran 等的研究表明，与对照组相比，暴露于 PEMF 的患者静脉下肢溃疡的愈合成功率显著增高。此外，与对照组相比，PEMF 治疗可减少溃疡复发。

Stiller 等于 1992 年的研究报道，与安慰剂组相比，顽固性静脉性腿部溃疡患者中 PEMF 治疗组的创面深度和疼痛强度显著下降，没有一个暴露于 PEMF 的患者表现出病变恶化，这与安慰剂组相比差异有统计学意义。

Canedo-Dorantes 等报道了从电磁疗法开始 4 ~ 8 周后，与慢性动脉下肢溃疡愈合有关的血管网增加的第一临床征兆。在静脉性溃疡中，治疗开始后 3 ~ 6 周，疼痛、水肿和渗液显著减少或消除。溃疡患者伴有自身免疫性疾病，或大动脉闭塞，不受控制的动脉性高血压，严重的脂性皮脂硬化症，非凹陷性水肿或肥胖的患者中一些病变恶化或表现出"有缺陷的愈合"。

来自曼切斯特大学的研究人员通过对 40 位志愿者进行研究揭示了电刺激如何加速创面的愈合。研究人员在每个志愿者的上臂位置制造产生半厘米大的无害创面，其中一处位于左侧的创面让其进行自然痊愈，而另外一侧创面则利用电刺激进行为期 2 周的治疗，这些电脉冲会通过刺激产生新的血管来加速创面愈合。这种技术或为治疗慢性创面愈合提供一定的希望；当其用于急性或慢性创面时就可以加速创面的功能性愈合，从而为改善患者的生活质量及病情带来巨大帮助。

相比之下，用 PEMF 治疗慢性曲张静脉性溃疡和脊柱压力性损伤的患者，没有注意到可靠的疗效，尽管有观察到溃疡大小和腿围减少的趋势。Gupta 等研究 PEMF 在晚期（Ⅲ和Ⅳ期）溃疡中的作用，结果表明，为了获得更好的治疗效果，除了辅助电磁疗法外，这些溃疡还需要外科重建手术，且需要更准确的研究来确定 PEMF 的最佳参数，以确保更加有效的创面愈合。这些发现表明 ELF-EMF 治疗仅对一部分慢性溃疡患者有效，特别是静脉性溃疡患者，并且这种疗效由于存在相关的并发病而受到限制。治疗的效率可能取决于所用装置的类型和参数的特定组合。研究还表明，低频（1 ~

75 Hz)和低强度(最高达 4 mT)的电磁场与最高疗效相关。由于溃疡的病因不同,治疗方案的变异性,工作参数和治疗持续时间等因素的不同,上述临床研究不能纳入 Meta 分析。

2.5.5.3 整体动物创面愈合研究

通过 Pubmed 文献检索,发现 7 个关于 PEMF 在动物模创面愈合疗效的报道,其中大鼠模型 6 个,小鼠模型 1 个。与对照组相比,暴露于 PEMF 的动物组的损伤面积缩小。暴露于 PEMF 的动物的创面总体愈合速度快于治疗结束时的对照组,特别是在组织修复早期阶段(伤后 9 d)。暴露于 PEMF 的动物与未暴露的对照组相比,早期即形成结缔组织和血管网,急性炎性细胞数目减少,早期胶原蛋白合成和更好地成熟,PEMF 暴露 12 d 后完成再上皮化。

美国 Wisconsin-Madison 大学研究团队近期开发的一种低成本的创面敷料能够显著加速创面愈合。这种敷料利用患者自身身体活动产生的能量对损伤部位施加温和的电脉冲刺激。在啮齿类动物实验中,该敷料将正常情况下的近 2 周的愈合时间缩短至仅 3 d。这种新型敷料含有小的电极,与载有能量回收单元(被称为纳米发电机,nanogenerators)的固定带相连,可以环绕使用者躯干而固定。使用者呼吸过程中胸廓的起伏可以驱动纳米发电机,输出低能量的电脉冲。这些电脉冲的性质与人体产生内在电场的方式类似,不会损害健康组织。研究人员发现将细胞暴露于高能电场会使得这些细胞产生近乎比暴露于纳米发电机时多 5 倍以上的活性氧自由基;低能电脉冲提高成纤维细胞的活性,促进成纤维细胞定向排列(创面愈合的关键步骤),产生更多的促进组织生长的生化物质。研究人员拟继续探究温和电刺激如何促进创面愈合,同时也有计划在猪皮肤上检验该产品,因为猪皮肤与人非常接近。此外,研究团队正在努力赋予纳米发电机其他能力,即通过调整结构来从皮肤的无法察觉的微小动作或心跳来收集能量。如果研究团队最终成功,该产品将会帮助我们解决现代医学的一个主要难题。

除了上述鼓舞人心的结果外,Gupta 等开展的随机临床试验发现 EMF 不影响组织修复过程。刘宇等进行的整体动物研究也发现

1.5 T MRI 磁疗对雌、雄小鼠烫伤创面的修复作用不显著。这可能与治疗方案、治疗参数、施加电磁场的装置及治疗持续时间等因素的不同有关。因此,通过大样本的临床研究制定最佳电磁场的创面治疗策略是很必要的。

2.5.5.4 离体实验研究

研究表明,ELF-EMF 通过作用于第二信使调节不同的信号转导途径而影响细胞生长、增殖、分化和血管生成,进而促进整个组织修复过程。例如,长时间 ELE-EMF 刺激后皮肤成纤维细胞由可分裂分化成分裂后细胞,抑制其生长及增殖,促进胶原的合成;ELE-EMF 刺激后,皮肤角质形成细胞增殖增加,细胞因子合成减少,iNOS 及 eNOS 合成增加,NOS 的活性增加,NO 生成增加;与非暴露组细胞相比,PEMF 显著增加内皮细胞增殖(3 倍)和管状化(7 倍);暴露于 PEMF 的血管内皮细胞中成纤维细胞生长因子-2(FGF-2)表达增加 5 倍,其他血管生长因子(血管生成素-2、血小板生成素和 EGF)表达增加较少。

2.5.5.5 作用机制

(1)炎症效应　慢性创面愈合的临床研究表明,创面修复的晚期阶段与愈合过程中慢性促炎状态向抗炎状态的转变相关联。促炎症状态主要标志物为肿瘤坏死因子 α(tumor necrosis factor α,TNFα)、白细胞介素(interleukin,IL)-1。IL-8 和巨噬细胞炎性蛋白质-1(macrophage inflammatory protein-1,MIP-1)。抗炎症状态的特征是促炎细胞因子水平降低,并且诱导抗炎细胞因子刺激炎症消退并促进血管生成。体外研究的分析表明,ELF-EMF 加速了这种转变:早期促炎作用,随后是抗炎效应。

(2)促进血管新生　创面微环境的局部变化,如 pH 值降低,氧张力降低和乳酸增加,提示继发于损伤毛细血管的组织灌注不足,并刺激血管生成过程。血管生成是组织修复的关键阶段,其涉及在创面愈合的炎症阶段产生的数种生长因子,如血管内皮细胞生长因子(vascular endothelial growth factor,VEGF)、成纤维细胞生长因子

(fibroblast growth factor, FGF)、血管生成素和转化生长因子-2(TGF-2)等。将人脐静脉内皮细胞(human umbilical vein endothelial cells, hUVEC)暴露于PEMF可显著增加体外内皮细胞管状增殖程度和细胞增殖。此外,内皮细胞FGF-2的表达增加,而其他血管生成生长因子(血管生成素-2、血小板生成素和表皮生长因子)的增加较少。这些发现表明,PEMF可促进新生血管形成。

(3)参与基质形成细胞的生长、分化和增殖的调节　祖细胞/有丝分裂后成纤维细胞系统是用于研究ELF-EMF对创面愈合过程影响的理想模型。多项研究探讨了ELF-EMF与钙信号之间的相互作用,而钙是参与调节细胞生长和分化的关键信使。长期暴露于ELF-EMF可诱导正常人皮肤成纤维细胞向有丝分裂后成纤维细胞的不可逆分化。有丝分裂后成纤维细胞的特征是分化特异性蛋白(例如PIVa)和分化依赖性的代谢活性增强,通过胶原产生而促进基质形成。此外,将体外培养的人皮肤成纤维细胞暴露于ELF-EMF中,发现cAMP依赖性蛋白激酶A(protein kinase A, PKA)显著上调,其可能参与介导ELF-EMF的生长抑制和分化诱导信号。

2.5.6 与其他疗法联合使用

为探讨康复新液与聚维酮碘乳膏联合特定电磁波(TDP)治疗Ⅱ期、Ⅲ期压疮的临床疗效,在常规处理创面后,对照组给予聚维酮碘乳膏涂擦换药,实验组给予康复新液冲洗,然后用TDP照射,最后涂擦聚维酮碘乳膏换药。观察两组患者压疮创面治疗效果及治愈时间。结果实验组治愈时间短于对照组,总有效率显著高于对照组。结论提示,康复新液与聚维酮碘乳膏联合TDP治疗Ⅱ期、Ⅲ期压疮效果好,创面愈合快,值得临床应用。

采用重组牛碱性成纤维细胞生长因子联合特定电磁波治疗腹部感染性创面。首先,用3%过氧化氢、生理盐水清洗创面,清理皮下脂肪坏死物或残余皮下缝合线,暴露新鲜创面,常规换药辅以抗生素药物治疗3 d未见明显好转。使用特定电磁波谱治疗仪照射病灶,距离约30 cm,照射时间35 min,1次/d,照射温度35~40 ℃。

而后以生理盐水冲洗创面，擦干后，将重组牛碱性成纤维细胞生长因子药液直接喷于患处，外以消毒纱布包扎，3 次/d。3 d 后切口周围无红肿，无脓性分泌物，创面基底肉芽新鲜，治疗 12 d 创面愈合，无瘢痕增生。重组牛碱性成纤维细胞生长因子是促进创面愈合的基因工程药物，是一种外源性多功能细胞生长因子，具有广泛生物活性，能促进与创伤修复有关的所有细胞迅速增殖和分化，从而主动促进创面修复。此研究表明，临床上采用 TDP 照射后使用重组牛碱性成纤维细胞生长因子创面换药，两者有协同作用，能迅速止痛、消肿、分解粘连、转化瘢痕组织，取得较好效果。

解毒生肌膏联合 TDP 照射治疗压疮。解毒生肌膏为纯中药制剂，创面肉芽组织生长迅速，周围上皮组织向疮面中心生长，大面积缺损无须植皮，不经过痂下愈合过程。愈合后的皮肤松软平整，弹性好，无瘢痕挛缩。解毒生肌膏为油性膏，渗透性强，药效发挥迅速，可在局部创面形成一层较薄的油膜，保护创面在一个符合生理需要的湿度环境内再生修复。油剂可保护创面不被细菌感染，局部外涂既能营养局部创面，又能抑制细菌生长。且其油性成分可保持创面的湿润，避免换药时引起的机械性损伤，有利于创面愈合。TDP 照射具有消炎止痛、止痒、疏通微循环通道、促进上皮生长、加速创面愈合等功能，且无明显不良反应。先用 TDP 照射压疮创面，再用解毒生肌膏局部涂敷，改善局部血液循环，促进创面对解毒生肌膏的吸收，两者相互协调，使创面肉芽生长迅速、不结痂，上皮蔓延修复快，疗程缩短。

有人探讨了瑰及乳膏联合特定电磁波治疗器照射治疗Ⅱ期压疮的疗效。将 46 例压疮患者分为 2 组，观察组 27 例，常规清创消毒后用自制瑰及乳膏外敷联合 TDP 照射；对照组 19 例，创面用庆大霉素液湿敷。比较 2 组患者治疗 1 周、2 周后的疗效。观察组治疗 1 周、2 周后显效率为 89% 和 94%，对照组显效率为 54% 和 73%，观察组显效率高于对照组（$P<0.05$）。结果表明，在常规护理基础上采用自制瑰及乳膏联合 TDP 照射治疗压疮操作简单，效果显著。

近年来，由于材料科学的迅猛发展，新型创面敷料纷纷涌现，呈功能化、多样化的发展趋势，组织工程皮肤替代物、水凝胶、藻酸盐等新型敷料正逐步取代传统敷料，极大地推动了创伤修复医学的发展。新型创面敷料联合电磁治疗难愈合创面的尝试为患者带来了福音。磁场值得特别关注，磁性纳米粒是磁场的主要使用方面，可选择性调节目标区域的组织再生。此外，电磁治疗还可以与其他非手术创面治疗方式（氧、激光、紫外线等）进行组合，应用于创面治疗。

需要指出的是，作为物理因子，电磁波的频率强度、作用时间等多种参数均可能影响其生物学效应，即存在参数效应依赖性。因此，针对每一种 EMT 方法，均需要进行多参数的比较以确定其效应规律和效应窗口，才有可能取得最佳疗效，并使不良反应降至最低。电磁生物学效应往往与靶器官的含水量、导电磁性、介电常数等组织特性有关，对电磁波的吸收和敏感度不同，其治疗反应和临床疗效也可能存在差异。因此，不同创面的发病特点发展阶段以及病变部位也是科学选择电磁波种类和剂量必须考虑的重要因素。此外，电磁波对靶器官和组织的不良反应需要大宗循证医学数据的评估。

（张均辉　黄跃生　张家平）

2.6　问题与展望

临床上电磁场的应用有着悠久历史，已经成为物理治疗中重要的组成部分。近十余年来，基础和临床研究中已经证实 EMT 可促进慢性创面的愈合过程，与经典的创面内外科治疗相比，电磁场疗法在促进创面愈合过程的同时，能显著改善水肿疼痛等不适症状，降低医疗费用，提高患者的依从性和耐受性。但现有的研究尚存在样本量较小，研究质量较低的问题，有待于进一步研究。开展应用 EMT 治疗慢性创面的临床及实验研究将有可能探索治疗慢性创面治疗的新思路，而且为完善和优化慢性创面临床综合性治疗方案提供科学的依据，对提高患者生活质量减轻家庭和社会负担具有重要意义。

电场与磁场的应用为创面治疗提供了新的选择。基于不同的治疗目的,电场与磁场可以联合或单独应用,两者均可刺激细胞增殖和分化。电场是皮肤创面修复过程中细胞定向迁移的决定性因素。虽然电场的重要性已被证实,但仍有许多问题尚不清楚,例如细胞如何感知电刺激?细胞内或胞膜上是否存在特定的电场感受器?还是电场可以广泛且非特异性地影响胞内信号通路?鉴于电场在皮肤组织修复中的重要性及其作用范围的广泛性,跨学科研究或可更好地阐明其在愈合和再生中的作用。

上皮组织中非对称分布的离子通道和离子泵通过转运离子维持跨上皮电势差(TEP)。离子通道或离子浓度的变化会相应影响TEP和创面电场。因此,通过药物或基因手段调控钠、氯、钙等离子转运蛋白活性可能改变创面电场强度以促进创面愈合,这需要进一步深入的基础研究。对于临床治疗而言,通过应用电场调节创面愈合速度是一个令人鼓舞的新思路。这一理论虽有大量体外实验证据,但活体应用对技术具有较高要求。尽管一些临床试验认为该技术有积极疗效,目前仍无经法定程序批准的设备可以推广应用。电场的在体应用还需考虑电极的类型、刺激强度、刺激频率、刺激位置以及固有电阻的变化等因素。理想的加电装置应能感知电极阵列及机体反应,反馈性自动调节输出参数,达到最佳疗效。除了这些技术问题外,“电疗法”的有效应用还需以全面了解电信号影响细胞、组织、器官的分子机制为基础,并全面检测可能的不良反应。电疗法、干细胞治疗、基因调控、生化信号通路等多方面的交叉组合研究对促进创面修复和组织再生有积极意义。

未来,磁场也同样值得特别关注。磁性纳米粒是磁场的主要使用方面,可选择性调节目标区域的组织再生。电磁场可能与贵重金属纳米颗粒联合应用于创面治疗。我们知道,金和银具有明确的抗菌作用。现代科技可以制作特定大小和形状的稳定金和银纳米颗粒。改变颗粒大小可以提供更大的接触面积,增强抗菌活性并加快创面愈合。贵重金属纳米颗粒可以结合在创面敷料中制作多种类型的材料,如聚合物膜、水凝胶、复合材料和海藻酸盐。电磁场与含有贵重金属纳米粒的创面敷料结合使用可增强抗菌效果,这将是开发全新创面敷料的一种方法。尽管电磁场具有诸多明确的优势和疗效,考虑到电磁场可能影响DNA,其广泛的临床应用仍需谨慎。此外,开发以电磁场为基础的新技术要研究其在诱导突变方面的作用。因此,电磁场发挥生物学效应的机制需要更加深入细致的研究。

(张均辉　黄跃生)

参考文献

[1] 付小兵. 糖尿病足及相关慢性难愈合创面的处理[M]. 2版. 北京:人民军医出版社,2013.

[2] 胡大海,易南,朱雄翔. 实用烧伤康复治疗学[M]. 北京:人民卫生出版社,2015.

[3] 刘亚宁. 电磁生物效应[M]. 北京:北京邮电大学出版社,2001.

[4] 庞小峰. 生物电磁学[M]. 北京:国防工业出版社,2008.

[5] 陈景藻. 现代物理治疗学[M]. 北京:人民军医出版社,2001.

[6] 陈玉娟. 康复新液与聚维酮碘联合TDP治疗压疮效果观察[J]. 内蒙古中医药,2017,36(6):14-14.

[7] 成联软,黄琼,何立斌. 自制中药洗剂加特定电磁波(TDP)治疗老年下肢慢性溃疡的疗效观察[J]. 河北中医,2005,27(10):735-736.

[8] 崔光怀,吴金莲,傅勇,等. 磁疗在烧伤康复治疗中的应用[J]. 中国组织工程研究,2004,8(14):2710-2710.

[9] 邓秋媚. 百多邦联合磁疗照射治疗Ⅲ期压疮的疗效观察[J]. 全科护理,2015,13(13):1233-1234.

[10] 丁卫. 稳恒磁场对增生性瘢痕成纤维细胞增殖活性的影响[D]. 长沙:中南大学,2008.

[11]黄雪飞,陈容,邱梅兰. 吹氧加 TDP 照射联合使用湿润烧伤膏治疗Ⅲ期压疮的临床分析[J]. 中国校医,2010. 24(5):361-361.

[12]刘宇,刘海源,陈颖,等. 1.5T MRI 静磁场对小鼠烫伤创面修复作用初探[J]. 中国烧伤创疡杂志,2015(5):335-338.

[13]罗锡明,刘怀龙. 22 例创面性损伤 TDP 神灯理疗分析[J]. 邯郸医科大学,2003,16(1):72-72.

[14]吕玉洁,江岱琪,黎容清,等. 30 例 TDP 治疗会阴部放射性湿性皮肤损伤的疗效评价[J]. 医药前沿,2017,7(6)2095-1752.

[15]盘丽娟,莫业红,林秀珠,等. 碘伏纱布联合特定电磁波治疗器(TDP)治疗深度压疮临床研究[J]. 齐鲁护理杂志,2010,16(17):1-2.

[16]叶文,高宗文. 贝复剂联合 TDP 治疗腹部刀口感染 1 例[J]. 中国实用医药,2010,5(23):1673-7555.

[17]沈建国,陈维善,王昌兴,等. 恒磁场对 SD 大鼠深创面愈合的影响[J]. 中国骨伤,2009,22(5):371-374.

[18]孙涛,罗二平,申广浩,等. 静磁场对糖尿病大鼠表皮创伤的抑制作用[J]. 医疗卫生装备,2014,35(4):4-6.

[19]唐晓美,张建波,郝娜. 紫草油联合 TDP 治疗大便失禁后肛周皮肤损伤的临床应用[J]. 现代医药卫生,2015,31(6):900-901.

[20]王海雁,陈红岩,海洋. 氟哌酸粉末外敷配合磁热疗法治疗Ⅱ期褥疮的护理体会[J]. 按摩与康复医学,2014,5(2):167-168.

[21]王俊杰,李伏燕,李薇,等. 当归白及外用联合特定电磁波治疗器防治Ⅰ期压疮的临床研究[J]. 检验医学与临床,2014,11(9):1217-1218.

[23]韦月荣,陈世新,韦国雨,等. 解毒生肌膏联合 TDP 治疗Ⅲ期压疮的临床观察[J]. 护理研究,2010,24(10):2665-2666.

[22]袁蕊,古满利. TDP 照射联合美宝湿润烧伤膏及多爱肤防治老年痴呆患者Ⅰ期压疮的临床研究[J]. 激光杂志,2016,37 (5):

134-135.

[23]张惠玲,谭好容,张洁妹.聚维酮结合TDP照射加美宝烧伤膏治疗Ⅲ期以上压疮的疗效观察[J].当代医院,2012,18(21):56-57.

[24]张丽,付小兵.电磁疗法治疗慢性创面的基础与临床研究[J].中华损伤与修复杂志(电子版),2016,11(1):68-71.

[25]张鸣生,何斌,朱洪翔,等.低强度电磁场对创面愈合过程中表皮干细胞增殖和分化的影响[J].中国临床解剖学杂志,2006,24(6):666-669.

[26]邹俊峰.磁场对兔耳创面愈合的影响[J].中南大学,2013,22(16):8121-8126.

[27]岳海岭,彭代智.电刺激促进创面愈合的研究进展[J].中华烧伤杂志,2006,22(5):394-396.

[28]李湘云,邓爱萍,曹小军.紫外线与超短波联合治疗糖尿病足的临床研究[J].卫生职业教育,2010,28(20):144-145.

[29]柳清,闵好,林海涛.中西医结合配合超短波治疗烧伤后残余创面98例[J].中国医药指南,2012,10(28):261-262.

[30]梁玲,李新平,白文芳.低频电磁场在基因修饰表皮干细胞移植修复创面中的作用[J].中国组织工程研究,2013,17(32):5827-5833.

[31]潘翠环,罗爱华,钟伟邦.早期综合物理因子治疗对糖尿病足溃疡愈合的影响[J].中华物理医学与康复杂志,2005,27(5):294-297.

[32]夏璐,何成奇.低频脉冲电磁场治疗原发性骨质疏松的实验研究进展[J].中国康复医学杂志,2011,26(12):1189-1194.

[33]冯永强,冷婷婷,王一兵.电场对创面愈合的影响[J].中国美容医学,2008,17(10):1550-1552.

[34]AZIZ Z, BELL-SYER S E. Electromagnetic therapy for treating pressure ulcers [J]. Cochrane Database Syst Rev, 2015, 9: CD002930.

[35] BANERJEE J, DAS G P, ROY S, et al. Improvement of human keratinocyte migration by a redox active bioelectric dressing[J]. PLoS One, 2014, 9(3): e89239.

[36] CHANG F, MINC N. Electrochemical control of cell and tissue polarity[J]. Annu Rev Cell Dev Biol, 2014, 30: 317-336.

[37] Fossett, E. and W. S. Khan, Optimising human mesenchymal stem cell numbers for clinical application: a literature review [J]. Stem Cells Int, 2012. 2012: 4652-59.

[38] COSTIN G E, BIRLEA S A, NORRIS D A. Norris, Trends in wound repair cellular and molecular basis of regenerative therapy using electromagnetic fields [J]. Curr Mol Med, 2012, 12(1): 14-26.

[39] GENG D Y, LI C H, WAN X W, et al. Biochemical kinetics of cell proliferation regulated by extremely low frequency electromagnetic field[J]. Biomed Mater Eng, 2014, 24(1): 1391-1397.

[40] GOUDARZI I, HAJIZADEH S, SALMANI M E, et al. Pulsed electromagnetic fields accelerate wound healing in the skin of diabetic rats[J]. Bioelectromagnetics, 2010, 31(4): 318-323.

[41] FABIO G, EMANUELE B, GIANNI M, et al. Effectiveness of an innovative pulsed electromagnetic fields stimulation in healing of untreatable skin ulcers in the frail elderly: two case reports[J]. Case Rep Dermatol Med, 2015, 2015: 576580.

[42] GUO X, JIANG X, REN X, et al. The galvanotactic migration of keratinocytes is enhanced by hypoxic preconditioning [J]. Sci Rep, 2015, 5: 10289.

[43] GUPTA A, TALY A B, SRIVASTAVA A, et al. Efficacy of pulsed electromagneticfield therapy in healing of pressure ulcers: a randomized control trial [J]. Neurol India, 2009, 57(5): 622-626.

[44] HEBEISH A, EL-RAFIE M H, EL-SHEIKH M A. et al. Antimicrobial wound dressing and anti-inflammatory efficacy of silver nanop-

articles[J]. International Journal of Biological Macromolecules, 2014,65(5):509-515.

[45] HONDA A, ITO Y, TAKAHASHI-NIKI K, et al. Extracellular signals induce glycoprotein m6a clustering of lipid rafts and associated signaling molecules[J]. J Neurosci, 2017, 37(15):4046-4064.

[46] HUNCKLER J, MA D E. A current affair: electrotherapy in wound healing[J]. J Multidiscip Healthc, 2017, 10:179-194.

[47] KANG K S, HONG J M, SEOL Y J, et al. Short-term evaluation of electromagnetic field pretreatment of adipose-derived stem cells to improve bone healing[J]. J Tissue Eng Regen Med, 2015, 9(10): 1161-1171.

[48] KASZUBA-ZWOINSKA J, CHOROBIK P, JUSZCZAK K, et al. Pulsed electromagnetic field affects intrinsic and endoplasmatic reticulum apoptosis induction pathways in MonoMac6 cell line culture [J]. J Physiol Pharmacol, 2012, 63(5):537-545.

[49] SANTEMA K, STOEKENBROEK R M, KOELEMAY M, et al. Hyperbaric oxygen therapy in the treatment of ischemic lower-extremity ulcers in patients with diabetes: results of the damocles multicenter randomized clinical trial[J]. Diabetes Care, 2018, 41(1): 112-119.

[50] LIN B J, TSAO S H, CHEN A, et al. Lipid rafts sense and direct electric field-induced migration[J]. Proc Natl Acad Sci U S A, 2017, 114(32):8568-8573.

[51] HEAD BRIAN P, PATEL HEMAL H, INSEL PAUL A. Interaction of membrane/lipid rafts with the cytoskeleton: impact on signaling and function: membrane/lipid rafts, mediators of cytoskeletal arrangement and cell signaling[J]. Biochim Biophys Acta, 2014, 1838(2):532-545.

[52] MESSERLI M A, GRAHAM D M. Extracellular electrical fields direct wound healing and regeneration [J]. Biol Bull, 2011, 221

(1):79-92.

[53] OJEH N, ROSE A, JACKMAN S, et al. Feasibility of an electrostimulation system treatment for wound healing: a case series of patients with chronic ulcers in barbados[J]. Int Wound J, 2016, 13(6): 1180-1189.

[54] PARK J E, SEO Y K, YOON H H, et al. Electromagnetic fields induce neural differentiation of human bone marrow derived mesenchymal stem cells via ROS mediated EGFR activation [J]. Neurochem Int, 2013, 62(4): 418-424.

[55] PATRUNO A, FERRONE A, COSTANTINI E, et al. Extremely low-frequency electromagnetic fields accelerates wound healing modulating MMP-9 and inflammatory cytokines [J]. Cell Prolif, 2018, 51 (2): e12432.

[56] PATRUNO A, PESCE M, GRILLI A, et al. mTOR activation by PI3K/Akt and ERK signaling in short ELF-EMF Exposed human keratinocytes[J]. PLoS One, 2015, 10(10): e0139644.

[57] PEPLOW P V, CHATTERJEE M P. A review of the influence of growth factors and cytokines in in vitro human keratinocyte migration [J]. Cytokine, 2013, 62(1): 1-21.

[58] ROSS C L, SIRIWARDANE M, ALMEIDAPORADA G, et al. The effect of low-frequency electromagnetic field on human bone marrow stem/progenitor cell differentiation[J]. Stem Cell Res, 2015, 15(1): 96-108.

[59] SALIEV T, MUSTAPOVA Z, KULSHAROVA G, et al. Therapeutic potential of electromagnetic fields for tissue engineering and wound healing[J]. Cell Proliferation, 2015, 47(6): 485-493.

[60] SUNDELACRUZ S, LI C, CHOI Y J, et al. Bioelectric modulation of wound healing in a 3D in vitro model of tissue-engineered bone[J]. Biomaterials, 2013, 34(28): 6695-6705.

[61] XIAO Y, AHADIAN S, RADISIC M. Biochemical and biophysical cues

in matrix design for chronic and diabetic wound treatment[J]. Tissue Engineering Part B Reviews, 2016, 23(1): 9-26.

[62] YAN T, JIANG X, GUO X, et al. Electric field-induced suppression of PTEN drives epithelial-to-mesenchymal transition via mTORC1 activation[J]. J Dermatol Sci, 2017, 85(2): 96-105.

[63] YOSHIDA T, TSUJIOKA M, HONDA S, et al. Autophagy suppresses cell migration by degrading GEF-H1, a RhoA GEF[J]. Oncotarget, 2016, 7 (23): 34420-34429.

[64] XU Z, KLIONSKY D J. Autophagy promotes cell motility by driving focal adhesion turnover[J]. Autophagy, 2016, 12(10): 1685-1686.

[65] SHARIFI M N, MOWERS E E, DRAKE L E, et al. Autophagy promotes focal adhesion disassembly and cell motility of metastatic tumor cells through the direct interaction of paxillin with LC3[J]. Cell Rep, 2016, 15(8): 1660-1672.

[66] MOWERS E E, SHARIFI M N, MACLEOD K F. Novel insights into how autophagy regulates tumor cell motility[J]. Autophagy, 2016, 12(9): 1679-1680.

[67] KIM J E, BANG S H, CHOI J H, et al. Interaction of Wnt5a with Notch1 is Critical for the Pathogenesis of Psoriasis[J]. Ann Dermatol, 2016, 28(1): 45-54.

[68] KENIFIC C M, WITTMANN T. Autophagy in adhesion and migration[J]. J Cell Sci, 2016, 129(20): 3685-3693.

[69] LI L, GU W, DU J, et al. Electric fields guide migration of epidermal stem cells and promote skin wound healing[J]. Wound Repair Regen, 2012, 20(6): 840-851.

中英文名词对照

2′,7′-二氯荧光素二乙酸酯(2′,7′-dichlorodihydrofluorescein diacetate,DCFH-DA)
5-羟色胺(5-hydroxytryptamine,5-HT)
LC3 结合区域(LC3-interacting region,LIR)
N-乙酰半胱氨酸(N-acetyl-L-cysteine,NAC)
安慰剂对照(placebo-controlled,PC)
巴伐洛霉素 A1(bafilomycin A1,Baf A1)
白细胞介素(interleukin,IL)
白细胞介素-1(interleukin-1,IL-1)
贝茨 Jensen 创面评估工具(Bates Jensen Wound Assessment Tool,BJ-WAT)
表皮生长因子(epidermal growth factor,EGF)
表皮细胞生长因子受体(epidermal growth factor receptor,EGFR)
哺乳动物雷帕霉素靶蛋白敏感型复合体 1(mammalian rapamycin target sensitive complex 1,mTORC1)
不可见光疗法(invisible light therapy)
超短波疗法(ultrashort wave therapy,USWT)
超氧化物歧化酶(superoxide dismutase,SOD)
成纤维细胞(fibroblast,FB)
成纤维细胞生长因子(fibroblast growth factor,FGF)
创面愈合(wound healing)
磁场(magnetic field)
磁化(magnetization)
磁学性能(magnetic properties)

单核细胞趋化蛋白-1(monocyte chemotactic protein-1, MCP-1)
蛋白激酶 A(protein kinase A, PKA)
蛋白激酶 C(protein kinase C, PKC)
蛋白酪氨酸激酶(protein tyrosine kinases, PTK)
低电压直流电场(low-intensity direct current electric field, LIBCEF)
低强度激光疗法(low-level laser therapy, LLLT)
电场(elctric field, EF)
电磁波(electromagnetic wave)
电磁场(electromagnetic fields, EMF)
电磁疗法(electromagnetic therapy, EMT)
电刺激(electrical stimulation)
电刺激疗法(electrical stimulation therapy, EST)
电信号(electric signal)
短波疗法(short wave therapy, SWT)
短波紫外线(ultraviolet-C, UVC)
多形核中性粒细胞(polymorphonuclear neutrophils, PMN)
二氢乙啶(Dihydroethidium, DHE)
发光二极管(light-emitting diode, LED)
放线菌素 D(actinomycin D, ACTD)
分化(differentiation)
分子伴侣介导的自噬(chaperone-mediated autophagy, CMA)
高表达(overexpression)
高频透热疗法(high-frequency diathermy, HFD)
高强度激光(high intensity laser, HIL)
高强度激光治疗(high intensity laser treatment, HILT)
高压电位疗法(high-voltage pulsed current therapy, HVPC)
高压交变疗法(high voltage alternating current therapy, HVACT)
高压氧治疗(hyperbaric oxygen therapy, HBOT)
骨循环(bone circulation)
光电效应(photoelectric effect)

光动力疗法(photodynamic therapy,PDT)
光动力效应(photodynamic effects,PDE)
光反应性表皮生长因子(photo-reactive-epidermal growth factor, PREGF)
光化学组织结合(photochemical tissue bonding,PTB)
光疗法(light therapy)
光生物调节效应(photobiomodulation,PBM)
光照治疗(phototherapy)
过氧化氢酶(catalase,CAT)
河豚毒素(tetrodotoxin,TTX)
核糖核酸(ribonucleic acid,RNA)
核因子-κB(nuclear factor-κB,NF-κB)
恒磁场(constant magnetic field)
红光(red light,RL)
红光疗法(red light therapy)
红外线(infrared ray,IR)
红外线疗法(infrared radiation therapy)
坏死/坏疽(necrosis/gangrene)
环加氧酶2(cyclooxygenase 2,COX-2)
环鸟苷酸(cyclic guanosine monophosphate,cGMP)
环腺苷一磷酸(cyclic adenosine monophosphate,cAMP)
活性氧类(reactive oxygen species,ROS)
积累效应 (accumulative effect)
基质金属蛋白酶-1(matrix metalloproteinase-1,MMP-1)
激光(laser)
激光治疗(laser therapy)
激活蛋白1(activator protein 1,AP-1)
极低频电磁场(extremely low frequency electromagnetic field, ELF-EMF)
碱性成纤维细胞生长因子(basic fibroblast growth factor,bFGF)

交变磁场(alternating magnetic field)
胶原纤维(collagen fiber,CF)
角质细胞生长因子(keratinocyte growth factor,KGF)
角质形成细胞(keratinocyte)
近红外线(near infrared)
禁忌证(contraindication)
静磁场(static magnetic field,SMF)
巨噬细胞炎症蛋白-1α(macrophage inflammatory protein-1α,MIP-1α)
绝对大气压(atmosphere absolute,ATA)
菌落形成单位(colony-forming units,CFU)
可见光疗法(visible light therapy)
可诱导的一氧化氮合酶(inducible nitric oxide synthase,iNOS)
跨上皮电势差(transepithelial potential,TEP)
溃疡(ulcer)
蓝光疗法(blue light therapy)
雷帕霉素(rapamycin)
离子泵(ionic pump)
磷脂酶 C(phospholipase C,PLC)
磷脂酰肌醇-3-羟激酶(phosphatidylinositol 3-kinase,PI3K)
磷脂酰乙醇胺(phosphatidylethanolamine,PE)
绿色荧光蛋白(green fluorescent protein,GFP)
氯喹(chloroquine,CQ)
脉冲磁场(pulsed magnetic fields,PEMF)
脉冲染料激光(pulsed dye laser,PDL)
美国航空航天局(National Aeronautics and Space Administration,NASA)
耐甲氧西林金黄色葡萄球菌(methicillin resistant Staphylococcus aureus,MRSA)
内皮型一氧化氮合酶(endothelial nitric oxide synthase,eNOS)

内源性电场(endogenous electric fields,EEF)
鸟苷酸环化酶(guanylate cyclase,GC)
前列腺素 E_2(prostaglandin E_2,PGE2)
强脉冲激光(intensive pulse laser,IPL)
氢键(hydrogen bond)
趋电性(galvanotaxis)
全国压疮咨询小组(National Pressure Ulcer Advisory Panel,NPUAP)
人脐静脉内皮细胞(Human umbilical vein endothelial cells,hUVEC)
溶酶体(lysosome)
溶酶体相关膜蛋白 1(lysosome-associated membrane glycoprotein 1,LAMP1)
乳酸脱氢酶(lactate dehydrogenase,LDH)
上皮-间充质转换(epithelial-mesenchymal transition,EMT)
神经出芽(nerve budding)
生物弛豫过程(biological relaxation process)
生长(growth)
生长因子(growth factor,GF)
视网膜色素上皮(retinal pigment epithelial,RPE)
适应证(indication)
双盲(double-blind,DB)
水凝胶(hydrogel)
水肿(edema)
丝裂原活化蛋白激酶(mitogen-activated protein kinase,MAPK)
随机对照试验(randomized controlled trial,RCT)
糖尿病(diabetes mellitus)
特定电磁波(specific electro-magnetic wave,又称 TDP)
脱氧核糖核酸(deoxyribonucleic acid,DNA)
微波疗法(microwave therapy,MWT)
微治疗区(microscopic treatment zones,MTZ)
细胞分裂(cell division)

细胞角蛋白10(cytokeratin10,CK10)
细胞黏附(cell adhesion)
细胞迁移(cell migration)
细胞色素C氧化酶(cytochrome C oxidase,CCO)
细胞外基质(extracellular matrix,ECM)
细胞外信号调节激酶1/2(extracellular signal regulated kinase 1 and 2,ERK1/2)
细胞自噬(cell autophagy)
纤维连接蛋白(fibronectin,FN)
腺病毒(adenovirus)
腺苷二磷酸(adenosine diphosphate,ADP)
小干扰RNA(small interfering RNA,siRNA)
信号转导通路(signal transduction pathway)
信使核糖核酸(messenger ribonucleic acid,mRNA)
修复(repair)
血管内皮细胞(endothelial cells,EC)
血管内皮细胞生长因子(vascular endothelial growth factor,VEGF)
血管新生(angiogenesis)
血红素加氧酶 (heme oxygenase,HO)
血栓(thrombus)
血小板生成素(thrombopoietin,TPO)
血小板衍生生长因子(platelet-derived growth factor,PDGF)
压疮(pressure sore)
亚硝基血红蛋白(nitroso-hemoglobin,NO-Hb)
烟酰胺腺嘌呤二核苷酸磷酸(nicotinamide-adenine dinucleotide phosphate,NADPH)
液相外延生长(liquid phase epitaxial growth,LPE)
一氧化氮(nitric oxide,NO)
诱导型一氧化氮合酶(inducible nitric oxide synthase,iNOS)
阈值(threshold)

远红外线(far-infrared radiation,FIR)
再上皮化(re-epithelialization)
在活化的正常 T 细胞表达和分泌时受到调节(regulated on activation normal T cell expressed and secreted,RANTES)
藻酸盐(alginate)
增殖(proliferation)
长波紫外线(ultraviolet-A,UVA)
整合素(integrin)
正弦调制交流电流(sinusoidal modulated alternating current,SMC)
直流电疗法 direct current therapy,DCT)
滞后效应(hysteresis effect)
中波紫外线(ultraviolet-B,UVB)
中性粒细胞胞外菌阱(neutrophil extracellular traps,NET)
肿瘤坏死因子 (tumor necrosis factor,TNF)
肿瘤坏死因子 α(tumor necrosis factor-α,TNFα)
重组牛碱性成纤维细胞生长因子(recombinant bovine basic fibroblast growth factor,rb-bFGF)
转化生长因子(transforming growth factor,TGF)
转化生长因子 β(transforming growth factor-β,TGF-β)
转化生长因子 β_1(transforming growth factor-β_1,TGF-β_1)
紫外线(ultraviolet,UV)
紫外线疗法(ultraviolet radiation therapy)
自噬-溶酶体(autolysosome)
自噬-溶酶体途径(autophagy-lysosome pathway)
自噬体(autophagosome)
作用机制(functional mechanism)

附录 1

【创面治疗指南(2015 版)】（光治疗部分）摘录

1. 氦氖激光(波长 632.8 nm,输出功率 10 mW)照射治疗创伤所致顽固性皮肤溃疡疗效确切(B 类推荐)。

2. 红光照射与远红外线照射辅助创面治疗效果相当,但红光治疗具有照射均匀、穿透度深、操作方便、安全性强等优点;照射 10 min 和 20 min 的效果相近。建议红光照射辅助治疗创面每次 10 min、连续 14 d 为宜。远红外线照射治疗以热辐射效应为主,照射时间 10 min、疗程根据创面可延长 14 d 以上(B 类推荐);短期红光照射治疗有促进创面愈合和缓解疼痛的作用,但不同人群、不同创面的治疗方案还需进一步研究与规范化(C 类推荐)。

3. 在常规治疗的基础上,激光(半导体激光、氦氖激光)、红外线、红光、紫外线有助于糖尿病足溃疡愈合(B 类推荐),多种光疗联合应用效果更佳,红光照射有助于糖尿病足截肢后创面的愈合(C 类推荐)。

4. 单纯红光照射治疗或结合其他药物治疗能促进压疮创面愈合,缩短治疗时间(B 类推荐)

5. 半导体激光照射联合复方黄柏液治疗皮肤溃疡(含压疮)可提高治愈率,缩短治疗时间(B 类推荐)。

6. 红光照射治疗慢性特大型皮肤溃疡,能显著缩短疗程、减少复发(D 类推荐)。

参考文献

[1]杨淑民. 氦氖激光治疗顽固性皮肤溃疡的疗效分析[J]. 中国民

康医学,2008,20(16):1837.
[2]黄家财,卢斌珠,孟双玉,等. He-Ne激光治疗皮肤慢性溃疡66例的临床观察[J]. 广西医学,2012,34(1):57-58.
[3]蒋琪霞,周昕,彭青,等. 红光和红外线辅助创面治疗的照射时间与效果观察[J]. 医学研究生学报,2011,24(4):381-385.
[4]何海燕,张连阳,叶茂,等. 短期红光照射治疗对创面愈合和缓解疼痛的效果观察[J]. 解放军医药杂志,2013,25(7):20-22.
[5]刘剑梅,刘秀林. 红光照射治愈慢性特大型溃疡一例[J]. 卫生职业教育,2004,22(13):101.
[6]刘艺红. 红光照射联合康惠尔泡沫敷料治疗Ⅳ期压疮的效果观察[J]. 护理实践与研究,2010,7(2)(下半月版):22-23.
[7]夏连香,谢爱荣. 红外线照射联合外科清创换药治疗压疮的疗效观察[J]. 中国现代医生,2013,51(35):137-138,141.
[8]余和平,李小宏,曹万群,等. 半导体激光联合复方黄柏液治疗皮肤溃疡的疗效分析[J]. 激光杂志,2013,34(5):7273.
[9]闫秀娟. 糖尿病足溃疡的半导体激光辅助治疗及护理[J]. 中国美容医学,2012,21(2):330-331.
[10]张晓岩,杨学颖,朱宇,等. 光疗法治疗糖尿病足的疗效观察[J]. 中国康复,2010,25(4):290-291.
[11]崔振华,唐菲菲. 低强度He-Ne激光照射辅佐治疗糖尿病足的综合护理体会[J]. 国际医药卫生导报,2009,15(13):126-128.
[12]黄伟英. 红外线灯照射联合金因肽治疗糖尿病足30例疗效观察[J]. 内科,2008,3(5):734-735.
[13]施美娟,李玉. 局部远红外照射对老年糖尿病足的影响[J]. 中国误诊学杂志,2008,8(22):5354-5355.
[14]张兵,王强,李峥,等. 红光照射治疗糖尿病足溃疡的疗效观察[J]. 西部医学,2012,24(10):1895-1896.
[15]张国平,万又平,王冀华,等. 红光治疗糖尿病足临床研究[J]. 中国实用医药,2013,8(21):54.

附录 2 【创面治疗指南(2018 版)】(电/磁部分)摘录

前 言

随着社会经济的快速发展、人们生活方式的改变和人口老龄化,创面问题也越来越多。创面治疗方法主要包括手术和非手术两大类。作为一种非手术治疗方法,电/磁场在创面治疗中的应用受到越来越多的关注。利用电磁场(electromagnetic fields,EMF)作用于人体治疗疾病的方法被称为电磁疗法(electromagnetic therapy,EMT)。广义的电磁疗法包括直流电疗法、低频电刺激疗法、电磁场疗法、高频电场疗法、高压电位疗法等,是物理疗法的重要组成部分。电磁疗法具有非侵入性、无明显疼痛及不良反应等特点,在加速组织再生修复促进创面愈合方面具有独特优势,为慢性难愈合创面的治疗提供了新的选择。例如,Aziz 等采用系统综述的方法评价 EMT 对下肢血管性溃疡和压力性溃疡等慢性创面的临床随机对照试验(randomized controlled trial,RCT)研究,初步证实了 EMT 对慢性创面的有效性。

创面修复包括局部炎症反应,细胞增殖、迁移、分化及肉芽组织形成、组织重建等阶段,是一个多因素参与的复杂。生物组织本身具有电磁特性,电磁场刺激不仅可促进角质形成细胞、成纤维细胞和血管内皮细胞等修复细胞的增殖、分化和迁移,还可影响细胞外基质成分的合成与分解,促进生物大分子的合成以及代谢过程。因此,理论上电磁场的核里应用对各种创面都可能有促进愈合作用。近年来,许多关于电磁场在创面治疗中应用的研究见诸报道,但治疗方案(剂量、参数、电磁场类型)参差不齐,为了促进电磁场在创面上的合理使用,让更多的患者受益,总结并制定了电磁场促进创面愈合临床方案并撰写了本指南。

一、电场对创面愈合的影响

同种类型的电场对不同细胞的影响是不同的,同种类的细胞在相同类型的电场中表现也是不一样的。因此,电场可能与细胞的多种生物学行为有关。机体内的电场可能也存在相似的效应。创面愈合过程中内源性电场的作用是立体化的,它影响着细胞的定向迁移、排列方式和移动速度,而细胞迁移又与所处的环境有关。研究发现,电场可促进角质形成细胞定向迁移、增殖及分化,进而加快创面愈合;同时,电场处理后真皮微血管内皮细胞增殖,创面毛细血管再生显著增加,血液循环增加,改善局部微环境,促进创面愈合。创面中诸多信号转导通路均可调节创面电信号,如表皮细胞生长因子受体(epidermal growth factor receptor,EGFR)、磷脂酰肌醇-3-羟激酶(phosphatidylinositol 3-kinase, PI3K)、整合素(integrins)信号通路等。

近期研究进展:

1. 低氧预处理能够促进表皮细胞趋电性迁移,且呈氧浓度和作用时间依赖性;6 h 2%的低氧预处理对表皮细胞趋电性的促进作用最明显,并可使表皮细胞趋电性的电压阈值降至25 mV/mm以下,表明该条件下表皮细胞趋电性的敏感性增强;12 h 2%的低氧预处理抑制表皮细胞趋电性迁移,可能与长时间低氧预处理降低表皮细胞活性有关。

2. 外加直流电场处理可显著增加角质形成细胞中Snail和Slug的表达,这种升高的趋势在电场处理2 h后即可检测到,且呈时间依赖性;同时波形蛋白表达水平逐渐升高,E-Cadherin表达下调和N-Cadherin表达增加说明细胞在处理后发生了Cadherin转换,说明电场处理后角质形成细胞失去其上皮细胞样特征,而转换成间充质样细胞特点，说明这些细胞发生了上皮-间充质转换（epithelial-mesenchymal transition，EMT）。EMT的发生伴随细胞运动性及迁移能力的增强，是创面再上皮化的基础。

3. 自噬是一种广泛存在于真核生物细胞中的现象，参与细胞多种生理过程、信号通路等。在正常情况下，细胞可维持一个较低的自噬水平，维持细胞内环境的稳定。近期研究表明，电场处理可激活自噬，促进角质形成细胞迁移，加快愈合。

4. 采用电场联合负压一体化装置，给巴马香猪创面加电治疗，发现外加电场促进创面愈合，其主要作用是促进角质形成细胞迁移、增殖和分化。

二、电磁场对创面愈合的影响

目前常见的电磁治疗方法有恒定直流电疗法、电刺激疗法、高频电场疗法、高压电位疗法、极低频电磁场疗法等。电磁场作用于创面愈合的主要机制如下。

1. 炎症效应　慢性创面愈合的临床研究表明，创面修复的晚期阶段与愈合过程中慢性促炎状态向抗炎状态的转变相关联。促炎症状态主要标志物为肿瘤坏死因子α（tumor necrosis factor-α，TNF-α）、白细胞介素（interleukin，IL）-1、IL-8和巨噬细胞炎性蛋白质-1（macrophage inflammatory protein-1，MIP-1）。抗炎症状态的特征是促炎细胞因子水平降低，并且诱导抗炎细胞因子刺激炎症消退并促进血管生成。体外研究的结果表明，电磁场刺激加速了这种转变：早期促炎作用，随后是抗炎效应。

2. 促进血管新生　创面微环境的局部变化，如pH值降低，氧张力降低和乳酸增加，提示继发于损伤毛细血管的组织灌注不足，并刺激血管生成过程。血管生成是组织修复的关键阶段，其涉及创面愈合的炎症阶段产生的数种生长因子，如血管内皮细胞生长因子（vascular endothelial growth factor，VEGF）、FGF、血管生成素和转化生长因子-2（TGF-2）等。将人脐静脉内皮细胞（human umbilical

vein endothelial cells,hUVECs)暴露于电磁场可增加体外内皮细胞管状增殖程度和细胞增殖。此外,内皮细胞 FGF-2 的表达增加,而其他血管生成生长因子(血管生成素-2、血小板生成素和表皮生长因子)的增加较少。这些发现表明,电磁场可促进血管形成。

3. 参与基质形成的细胞的生长、分化和增殖的调节　祖细胞/有丝分裂后成纤维细胞系统是用于研究电磁场对创面愈合过程影响的理想模型。多项研究探讨了电磁场与钙信号之间的相互作用,而钙是参与调节细胞生长和分化的关键信使。长期暴露于电磁场可诱导正常人皮肤成纤维细胞向有丝分裂后成纤维细胞的不可逆分化。有丝分裂后成纤维细胞的特征是分化特异性蛋白和分化依赖性的代谢活性增强,这通过胶原产生而促进基质形成。此外,将体外培养的人皮肤成纤维细胞暴露于电磁场中,发现 cAMP 依赖性蛋白激酶 A(protein kinase A,PKA)显著上调,其可能参与介导电磁场的生长抑制和分化诱导信号。

三、电磁场在创面治疗中应用

生物组织中存在质子与电子传递产生的电流及不同离子在细胞膜上的转移所产生的电流,磁场会影响这些传导的质子、电子和离子等载流子的运动速度和方向,以改变电流的大小,从而可在人体内产生微电流或改变体内电流。在电磁场中,电解质内的自由电荷会发生一定方向的移动,进而产生感应电荷,称之为电解质的静电感应现象;而电介质中的束缚电荷也会在电磁场作用下发生移动,由无极分子转变为有极分子,并沿着电场方向星规则的排列,称之为电介质的极化现象,上述组织中有机和无机分子在电磁场作用下产生规则或不规则的运动,会使体内的电荷重新分配,从而产生系列病理生理改变,是 EMF 治疗作用的生物物理学基础。本指南罗列了近年来 EMF 在组织工程及创面治疗方面的应用研究,总结了各研究的治疗参数、方案及作用机制(表 1)。

表1 电磁场在组织工程及创面愈合中的应用(摘自 Cell Prolif., 2014, 47, 485 - 493.)

研究	研究过程	生物模型	电磁场类型	暴露频率	暴露强度	持续时间	结论
Fassina (2008)	电磁场刺激成骨细胞分化及表面修饰	人成骨细胞系 SAOS-2	PEMF	75 Hz	2 mT	24 h×22 d	PEMF 促进成骨细胞增殖, Ⅰ-型胶原核心蛋白聚糖和骨钙素表达增加
Patino (1996)	PEMF 对创面愈合的影响	雄性 Wistar 大鼠	PEMF	50 Hz	20 mT	35 min ×2 次/d × 7、14、21 d	PEMF 促进创面愈合
Callaghan (2007)	PEMF 对糖尿病及正常创面愈合的影响	db/db and C57BL6 小鼠, 小鼠内皮细胞, 人脐静脉内皮细胞	PEMF	15Hz	0～12 G	8 h×7、14、21 d	PEMF 能加快正常及糖尿病创面的愈合, 防止缺血性组织坏死
Ahmadian (2006)	ELF/PEMF 对表皮胶原合成的影响	雄性, Sprague Dawley 大鼠	ELF/PEMF	25, 50, 100 Hz	1、2、4 mT	2.5 h×8 d	ELF/PEMF 促进胶原合成。25 Hz, 2 和 4 mT 作用最为显著
Ceccarelli (2013)	PEMF 对细胞活力、细胞外基质的分布及合成的影响	人间充质干细胞 MSCs; 骨髓及脂肪源性组织 MSCs	PEMF	75 ± 2 Hz	(2°±0.2) mT	5、10、30 min, 1、4、8 h/d×21 d	PEMF 刺激骨细胞外基质沉积, 促进骨髓源性 MSCs 分化成骨细胞的作用较脂肪源性 MSCs 强

续表1

研究	研究过程	生物模型	电磁场类型	暴露频率	暴露强度	持续时间	结论
Park (2013)	EMF诱导骨源性MSCs分化的信号转导通路	人骨源性MSCs	ELF-EMF	50,100 Hz	1 mT	90 min	ELF-EMF通过EGFR信号通路及中度ROS生成促进骨源性MSCs的神经元分化
Girolamo (2013)	PEMF对肌腱细胞的生物学效应研究	人肌腱细胞	PEMF	75 Hz	1.5 mT	4、8或12 h	PEM促进细胞增殖,肌腱特异性标志物的表达,促进抗炎细胞因子及血管生成因子的释放
Luo (2012)	PEMF促进人MSCs成骨性分化	人骨髓源性MSCs	ELF/PEMF	5、25、50、75、100、150 Hz	1.1 mT	30min/d ×21d	PEMF诱导碱性磷酸酶及骨钙素的产生;50 Hz的效果最佳

四、电磁场与其他疗法联合使用促进创面愈合

由于材料科学的迅猛发展,新型创面敷料纷纷涌现,呈功能化、多样化的发展趋势,组织工程皮肤替代物、水凝胶、藻酸盐等新型敷料正逐步取代传统敷料,极大地推动了创伤修复医学的发展。新型创面敷料联合电磁治疗难愈合创面的尝试为患者带来了福音。磁场值得特别关注,磁性纳米粒是磁场的主要使用方面,可选择性调节目标区域的组织再生。此外,电磁治疗还可以与其他非手术创面治疗方式(氧、激光、紫外线等)进行组合应用于创面治疗。

五、展望

电场与磁场的应用为创面治疗提供了新的选择。基于不同的治疗目的,电场与磁场可以联合或单独应用,两者均可刺激细胞增殖和分化。电场是皮肤创面修复过程中细胞定向迁移的决定性因素。虽然电场的重要性已被证实,但仍有许多问题尚不清楚,例如细胞如何感知电刺激,细胞内或胞膜上是否存在特定的电场感受器,电磁场是否可以广泛且非特异地影响胞内信号通路。鉴于电场在皮肤组织修复中的重要性及其作用范围的广泛性,跨学科研究或可更好地阐明其在愈合和再生中的作用。

需要指出的是,作为物理因子,电磁波的频率强度、作用时间等多种参数均可能影响其生物学效应,即存在参数效应依赖性。因此,针对每一种种 EMT 方法,均需要进行多参数的比较以确定其效应规律和效应窗口,才有可能取得最佳疗效,并使不良反应降至最低。电磁生物学效应往往与靶器官的含水量、导电磁性、介电常数等组织特性有关,对电磁波的吸收和敏感度不同,其治疗反应和临床疗效也可能存在差异。因此,不同创面的发病特点发展阶段以及病变部位也是科学选择电磁波种类和剂量必须考虑的重要因素。此外,电磁波对靶器官和组织的不良反应需要大宗循

证医学数据的评估。

(张均辉　黄跃生)

参考文献

[1]胡大海,易南,朱雄翔. 实用烧伤康复治疗学[M]. 北京:人民卫生出版社,2015.

[2]付小兵. 糖尿病足及相关慢性难愈合创面的处理[M]. 2版. 北京:人民军医出版社,2013.

[3]刘亚宁. 电磁生物效应[M]. 北京:北京邮电大学出版社,2001.

[4]张丽,付小兵. 电磁疗法治疗慢性创面的基础与临床研究[J]. 中华损伤与修复杂志(电子版),2016,11(1):68-71.

[5]庞小峰. 生物电磁学[M]. 北京:国防工业出版社,2008.

[6]AZIZ Z,BELL-SYER S E. Electromagnetic therapy for treating pressure ulcers[J]. Cochrane Database Syst Rev,2015(9):CD002930.

[7]BANERJEE J,DAS G P,ROY S,et al. Improvement of human keratinocyte migration by a redox active bioelectric dressing[J]. PLoS One,2014,9(3):e89239.

[8]CHANG F,MINC N. Electrochemical control of cell and tissue polarity[J]. Annu Rev Cell Dev Biol,2014,30:317-336.

[9]FOSSETT,E. AND W. S. KHAN,Optimising human mesenchymal stem cell numbers for clinical application:a literature review [J]. Stem Cells Int,2012,2012:4652-4659.

[10]COSTIN G E,BIRLEA S A,NORRIS D A. Norris,Trends in wound repair cellular and molecular basis of regenerative therapy using electromagnetic fields [J]. Curr Mol Med,2012,12(1):14-26.

[11]GENG D Y,LI C H,WAN X W,et al. Biochemical kinetics of cell proliferation regulated by extremely low frequency electromagnetic field[J]. Biomed Mater Eng,2014,24(1):1391-1397.

[12] GOUDARZI I, HAJIZADEH S, SALMANI M E, et al. Pulsed electromagnetic fields accelerate wound healing in the skin of diabetic rats[J]. Bioelectromagnetics, 2010, 31(4): 318-323.

[13] FABIO G, EMANUELE B, GIANNI M, et al. Effectiveness of an innovative pulsed electromagnetic fields stimulation in healing of untreatable skin ulcers in the frail elderly: two case reports[J]. Case Rep Dermatol Med, 2015, 2015: 576580.

[14] GUO X, JIANG X, REN X, et al. The Galvanotactic Migration of Keratinocytes is Enhanced by Hypoxic Preconditioning [J]. Sci Rep, 2015, 5: 10289.

[15] GUPTA A, TALY A B, SRIVASTAVA A, et al. Efficacy of pulsed electromagneticfield therapy in healing of pressure ulcers: A randomized control trial [J]. Neurol India, 2009, 57(5): 622-626.

[16] HEBEISH A, EL-RAFIE M H, EL-SHEIKH M A. et al. Antimicrobial wound dressing and anti-inflammatory efficacy of silver nanoparticles[J]. International Journal of Biological Macromolecules, 2014, 65(5): 509-515.

[17] HONDA A, ITO Y, TAKAHASHI-NIKI K, et al. Extracellular signals induce glycoprotein m6a clustering of lipid rafts and associated signaling molecules[J]. J Neurosci, 2017, 37(15): 4046-4064.

[18] HUNCKLER J, MA D E. A current affair: electrotherapy in wound healing[J]. J Multidiscip Healthc, 2017, 10: 179-194.

[19] KANG K S, HONG J M, SEOL Y J, et al. Short-term evaluation of electromagnetic field pretreatment of adipose-derived stem cells to improve bone healing[J]. J Tissue Eng Regen Med, 2015, 9(10): 1161-1171.

[20] KASZUBA-ZWOINSKA J, CHOROBIK P, JUSZCZAK K, et al. Pulsed electromagnetic field affects intrinsic and endoplasmatic reticulum apoptosis induction pathways in MonoMac6 cell line culture [J]. J Physiol Pharmacol, 2012, 63(5): 537-545.

[21] SANTEMA K, STOEKENBROEK R M, KOELEMAY M, et al. Hyperbaric oxygen therapy in the treatment of ischemic lower-extremity ulcers in patients with diabetes: results of the damocles multicenter randomized clinical Trial[J]. Diabetes Care, 2018, 41(1): 112-119.

[22] LIN B J, TSAO S H, CHEN A, et al. Lipid rafts sense and direct electric field-induced migration[J]. Proc Natl Acad Sci U S A, 2017, 114(32): 8568-8573.

[23] HEAD BRIAN P, PATEL HEMAL H, INSEL PAUL A. Interaction of membrane/lipid rafts with the cytoskeleton: impact on signaling and function: membrane/lipid rafts, mediators of cytoskeletal arrangement and cell signaling[J]. Biochim Biophys Acta, 2014, 1838(2): 532-545.

[24] MESSERLI M A, GRAHAM D M. Extracellular electrical fields direct wound healing and regeneration[J]. Biol Bull, 2011, 221(1): 79-92.

[25] OJEH N, ROSE A, JACKMAN S, et al. Feasibility of an electrostimulation system treatment for wound healing: a case series of patients with chronic ulcers in barbados[J]. Int Wound J, 2016, 13(6): 1180-1189.

[26] YOSHIDA T, TSUJIOKA M, HONDA S, et al. Autophagy suppresses cell migration by degrading GEF-H1, a RhoA GEF[J]. Oncotarget, 2016, 7 (23): 34420-34429.

[27] PARK J E , SEO Y K, YOON H H, et al. Electromagnetic fields induce neural differentiation of human bone marrow derived mesenchymal stem cells via ROS mediated EGFR activation [J]. Neurochem Int, 2013, 62(4): 418-424.

[28] PATRUNO A, PESCE M, GRILLI A, et al. mTOR activation by PI3K/Akt and ERK signaling in short ELF-EMF Exposed human keratinocytes[J]. PLoS One, 2015, 10(10): e0139644.

[29] PEPLOW P V, CHATTERJEE M P. A review of the influence of growth factors and cytokines in in vitro human keratinocyte migration [J]. Cytokine, 2013, 62(1):1-21.

[30] ROSS C L, SIRIWARDANE M, ALMEIDAPORADA G, et al. The effect of low-frequency electromagnetic field on human bone marrow stem/progenitor cell differentiation[J]. Stem Cell Res, 2015, 15(1):96-108.

[31] SALIEV T, MUSTAPOVA Z, KULSHAROVA G, et al. Therapeutic potential of electromagnetic fields for tissue engineering and wound healing[J]. Cell Proliferation, 2015, 47(6):485-493.

[32] PATRUNO A, FERRONE A, COSTANTINI E, et al. Extremely low-frequency electromagnetic fields accelerates wound healing modulating MMP-9 and inflammatory cytokines [J]. Cell Prolif, 2018, 51 (2):e12432.

[33] SUNDELACRUZ S, LI C, CHOI Y J, et al. Bioelectric modulation of wound healing in a 3D in vitro model of tissue-engineered bone[J]. Biomaterials, 2013, 34(28):6695-6705.

[34] YAN T, JIANG X, GUO X, et al. Electric field-induced suppression of PTEN drives epithelial-to-mesenchymal transition via mTORC1 activation[J]. J Dermatol Sci, 2017, 85(2):96-105.

[35] XU Z, KLIONSKY D J. Autophagy promotes cell motility by driving focal adhesion turnover[J]. Autophagy, 2016, 12(10):1685-1686.

[36] XIAO Y, AHADIAN S, RADISIC M. Biochemical and biophysical cues in matrix design for chronic and diabetic wound treatment[J]. Tissue Engineering Part B Reviews, 2016, 23(1):9-26.

[37] SHARIFI M N, MOWERS E E, DRAKE L E, et al. Autophagy promotes focal adhesion disassembly and cell motility of metastatic tumor cells through the direct interaction of paxillin with LC3[J]. Cell Rep, 2016, 15(8):1660-1672.

[38] LI L, GU W, DU J, et al. Electric fields guide migration of epidermal stem cells and promote skin wound healing[J]. Wound Repair Regen, 2012, 20(6): 840-851.

[39] MOWERS E E, SHARIFI M N, MACLEOD K F. Novel insights into how autophagy regulates tumor cell motility[J]. Autophagy, 2016, 12(9): 1679-1680.

[40] KIM J E, BANG S H, CHOI J H, et al. Interaction of wnt5a with notch1 is critical for the pathogenesis of psoriasis[J]. Ann Dermatol, 2016, 28(1): 45-54.

[41] KENIFIC C M, WITTMANN T. Autophagy in adhesion and migration[J]. J Cell Sci, 2016, 129(20): 3685-3693.